2021 年度青岛市社会科学规划研究项目（项目编号：QDSKL2101149）

# 幼儿基本协调能力评价指标
# 体系及标准

李　娜◎著

人民体育出版社

**图书在版编目（CIP）数据**

幼儿基本协调能力评价指标体系及标准 / 李娜著. --北京：
人民体育出版社，2023
ISBN 978-7-5009-6187-1

Ⅰ.①幼… Ⅱ.①李… Ⅲ.①幼儿-动作（体育）-发展-评价
Ⅳ.①R174

中国版本图书馆 CIP 数据核字（2022）第 118256 号

\*

人 民 体 育 出 版 社 出 版 发 行
北 京 盛 通 印 刷 股 份 有 限 公 司 印 刷
新 华 书 店 经 销
\*
710×1000　16 开本　11.5 印张　201 千字
2023 年 7 月第 1 版　2023 年 7 月第 1 次印刷
\*
ISBN 978-7-5009-6187-1
定价：64.00 元

社址：北京市东城区体育馆路 8 号（天坛公园东门）
电话：67151482（发行部）　　邮编：100061
传真：67151483　　　　　　　邮购：67118491
网址：www.psphpress.com
（购买本社图书，如遇有缺损页可与邮购部联系）

# 前 言
## PREFACE

幼儿的健康关系到家庭幸福和民族未来，随着义务教育的深化和普及，幼儿教育、幼儿健康得到了社会前所未有的关注。幼儿期是动作发展的关键期，是养成终身体育观的启蒙期。幼儿期的运动经历将对人们后期的体育参与乃至终身体育的习惯产生影响。幼儿期的协调障碍不仅影响幼儿在日常生活和活动中的参与程度，还影响幼儿形成良好的心理素质。

幼儿基本协调能力是幼儿在基本动作技能学习过程中表现出来的身体不同的器官系统在时间、空间内协同配合的综合本领，由位移技能协调能力和操作技能协调能力组成，包括稳定平衡、节奏、空间定向和协同动作等结构要素，受到素质成熟与发展、原有动作经验、精神状态和遗传及所处家庭社会环境的影响，是幼儿在学习基本动作技能过程中展现和发展的，通过走、跑、跳、投等基本动作练习而获得。本书认为，通过评价，能够使幼儿看护者及时发现幼儿基本协调能力发展过程中存在的问题和影响因素，更清晰地抓住问题的关键点，并依据评价要素发展优质的活动方案。本书的最终目的是通过对幼儿基本协调能力的评价，使幼儿的基本动作技能在关键期得到良好的发展，获得更积极的运动体验，从而使幼儿养成主动健身的意识，有效预防青少年体质下降。

本书分为 6 章，书后设有附录。第一章为绪论，包括研究背景、研究目标与意义、研究现状、研究思路与方法。第二章为幼儿基本协调能力概述，本章通过对国内外协调能力概念的分析，结合幼儿的基本动作技能和身心及动作发展特点，对幼儿基本协调能力进行概念界定，并分析幼儿基本协调能力理论基础。第三章为幼儿基本协调能力评价结构模型构建，本章通过采用理论分析与数据验证相结合的方法，确定幼儿基本协调能力评价指标的结构模型，并对所包含的结构要素及测试指标进行分析。第四章为幼儿基本协调能力评价指标体系构建，分别构建 4 岁组和 5 岁组幼儿的基本协调能力评价指标体系，包括 6 个一级指标和 20 个测量指标。第五章为幼儿基本协调能力评价标准建立，本章运用百分位法建立幼儿基本协调能力的 5 级单项指标评价标准和 4 级综合评价标准，并进行相关性检验。第六章为幼儿基本协调能力分析与活动启示，本章通过对幼儿基本协调能力水平进行分析，总结幼儿基本协调能力的发展特点并提出发展建议，并从教学活动、评价活动等方面提出思考或建议。

在此，作者感谢博士生导师马鸿韬教授给予的无微不至的关怀与无私的付出，感谢硕士生导师竭晓安教授给予的关怀与帮助，并向所有对本书撰写给予帮助的朋友、师长、同学表示感谢。

由于作者水平有限，本书不足之处在所难免，敬请广大读者批评指正。

李　娜

**2022 年 9 月**

# 目　录
## CONTENTS

# 第一章

# 绪　论

幼儿期是人的全生命周期中对健康发展具有重要影响的关键期，国家政策明确了 3～6 岁幼儿动作发展的目标，具有重要的指导意义，但未在动作发展的内容和方法上做出具体说明。基本协调能力的发展水平在 3～6 岁幼儿基本动作技能的发展过程中具有关键的作用，我们需要提高对这一基本能力的认识。因此，需要针对幼儿的动作特征建立不同年龄阶段的评价标准，发挥标准在提高基本协调能力过程中的"改进和激励"作用，通过评价促进对基本协调能力的重视和发展，通过发展基本协调能力，提高活动参与水平和激发兴趣，逐步引导幼儿健康发展。

## 第一节　研究背景

### 一、政策导向及对儿童健康的关注

儿童的健康关系到家庭幸福和民族未来，习近平总书记在中国共产党第十九次代表大会上强调建设教育强国必须将包括"办好学前教育"在内的教育事业置于优先发展的地位[①]。随着义务教育的深化和普及，幼儿教育、幼儿健康得到了社会前所未有的关注。

1992 年的《九十年代中国儿童发展规划纲要》是国务院颁布的第一部旨在以发展 0～14 岁儿童身心为宗旨的国家规划文件；教育部在 1996 年的《幼儿园工作

---

① 习近平，2017. 决胜全面建成小康社会 夺取新时代中国特色社会主义伟大胜利——在中国共产党第十九次全国代表大会上的报告[EB/OL].（2017-10-27）[2023-02-02]. http://www.gov.cn/zhuanti/2017-10/27/content_5234876.htm.

规程》中指明，对幼儿实施德、智、体、美等方面全面发展的教育，明确了"体"在幼儿发展教育中的重要位置；2016 年版《幼儿园工作规程》规定幼儿园应当积极开展适合幼儿的体育活动，有计划地锻炼幼儿肢体，增强身体的适应和抵抗能力。

《幼儿园教育指导纲要（试行）》中把幼儿园教育分为 5 个不同的领域，并把促进幼儿健康放在工作的首位，培养幼儿对体育活动的兴趣，建议应根据幼儿的特点组织生动有趣、形式多样的体育活动。我国于 2011 年颁发了《中国儿童发展纲要（2011—2020 年）》，在坚持儿童优先原则、提高儿童整体素质、健康全面发展的思想指导下，分别在健康、教育、福利和社会环境等领域做了详细的发展目标和策略说明，将提高儿童身体素质、基本普及学前教育、保障儿童的闲暇和娱乐权利等列入纲要。为促进幼儿的协调发展，教育部印发了《3～6 岁儿童学习与发展指南》，在健康领域设置身心状况、动作发展、生活习惯和生活能力 4 个方向的 9 条分目标，为指导和制定幼儿活动方案提供了参考及标准；同时《全民健身计划（2016—2020 年）》将发展幼儿体育列入其中，从国家战略实施的高度予以重视。

2017 年 4 月，《教育部等四部门关于实施第三期学前教育行动计划的意见》中指出，2017—2020 年学前教育的重点任务是以幼儿期的特殊身心和学习发展规律为前提，坚持以游戏为基本活动，养成良好的品德与行为习惯，锻炼幼儿健康的体魄，促进幼儿身心全面和谐发展，并强调要指导幼儿教师根据幼儿发展需要制订教育计划，指导幼儿的游戏活动。2018 年 5 月，国家卫生健康委员会在《健康儿童行动计划（2018—2020 年）》中提出实行儿童优先发展战略，儿童健康促进行动被列为首要重点行动。2019 年 9 月，国务院办公厅印发的《体育强国建设纲要》中明确提出"推进幼儿体育发展，完善政策和保障体系"，与《"健康中国 2030"规划纲要》强调的"做好妇女儿童等重点人群的健康工作"强化"对生命不同阶段主要健康问题及主要影响因素的有效干预""惠及全人群、覆盖全生命周期"相呼应。

政策凸显了国家对儿童健康的高度关注和儿童青少年健康管理的积极参与。在国家颁布的相关政策文件指导下，普及发展学前教育和促进幼儿健康发展成为人们广泛关注的热点。协调能力作为影响幼儿基本动作能力发展的关键因素，应在幼儿活动中得到重视，良好的基本协调能力水平是促进幼儿健康的保证。

## 二、应对青少年体质下降的重要途径

随着社会、经济的发展和城镇化进程的加快，公共空间变得狭窄，人们的生活方式也发生了转变。在物质生活极大丰富的同时，我国青少年的体质却持续下降，超重、肥胖率居高不下，速度、力量尤其是有氧耐力素质持续下降。体质是反映健康水平的重要指标，"少年强则国强"，青少年体质健康关系到民族甚至国家素质，是衡量国家综合国力的重要指标，受到社会的广泛关注。导致青少年体质下降的因素是多方面的，学校体育在引导良好的健康意识和习惯方面具有不可替代的作用，青少年体质问题使学校体育的地位得到提升，并把关注点延伸到学前期的幼儿体育活动。幼儿期是儿童动作发展的关键期、养成终身体育观的启蒙期，幼儿期的运动经历将对其后期的体育参与乃至终身体育的习惯产生影响。Blair等提出了终身身体活动和健康模型[1]（图 1-1），从模型中可以看出，儿童时期的身体活动与健康是密切相关的，并影响成年期的健康水平。这提示我们，要得到永久的健康，需要从幼儿期建立并维持一生进行积极体育锻炼的习惯。Stephen 和 Jason 研究了幼儿时期的体育经历与成年后体育行为的关系，得出在幼儿期的体育经历越好，成年期越具有积极的心理预测作用，而缺乏任何积极的运动体验都会影响成年以后的体育参与[2]。张柳等认为 5~6 岁幼儿的身体素质与基本动作技能之间存在一定的联系，其协调性、稳定性的良好发展会对动作技能的发展起到积极的促进作用[3]。目前我国大部分幼儿园的教师缺乏动作发展的专业知识，将幼儿的活动局限于特定空间内，活动形式以自由玩耍为主，动作学习的因素弱化或消失，缺乏可对幼儿进行的结构性运动技能指导，导致幼儿无法正确表现动作和体验动作带来的愉悦感，降低了持续参与活动的动力和兴趣[4]。幼儿基本协调能力是影响其活动参与的重要因素，通过对幼儿基本协调能力的评价，了解影响幼儿动

① BLAIR S N, KOHL H W, PAFFENBARGER R S,et al.. Physical fitness and all-cause mortality: A prospective study of healthy men and women[J]. JAMA, 1989, 262(17): 2395-2401.

② STEPHEN M M, JASON T S.Youth sports and physical activity: The relationship between perceptions of childhood sport experience and adult exercise behavior[J]. Psychology of sport and exercise, 2017(33): 85-92.

③ 张柳，李红娟，王欢，等. 幼儿基本动作技能与身体素质的关联性[J]. 中国学校卫生, 2020, 41（4）: 554-557.

④ 马瑞，宋珩. 基本运动技能发展对儿童身体活动与健康的影响[J]. 体育科学, 2017, 37（4）: 54-62.

作发展的原因并发展优质的活动方案，为幼儿创造积极的体育体验环境，使幼儿的基本动作技能在幼儿的关键期得到良好的发展，最终提高幼儿的身体素质，使幼儿养成良好的体育习惯。这是解决青少年期体质下降问题的一条重要途径，具有极其重要的意义和社会价值。

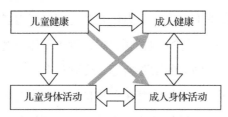

图1-1　终身身体活动和健康模型

## 三、塑造良好身体素养的必要条件

进入21世纪后，身体素养（Physical Literacy）逐渐成为统领当代体育改革与发展的重要理念，身体素养是一种维持终身身体活动的综合能力，有身体素养的人有能力、有自信心、有动力去享受各种体育活动。其中，自信心是维持终身身体活动的基础，而自信心多数来源于幼年时期的积极活动体验。2019年9月，我国颁布的《体育强国建设纲要》将提高青少年身体素养设为主要目标之一，身体素养也是实现体教融合、体卫融合，拓展体育教育功能的切入点和根本目标（李红娟等）[1]。身体素养在于培养一种能够终身积极参与体育活动的性格（Disposition），而这种性格可以不同程度地激活人体自身潜力，从而改变人格特征和价值取向[2]。体育素养在幼儿早期就已萌生，是关系个体生活质量的基础性素质。身体素质的形成过程不能一蹴而就，作为一项只有经过长时间发展才能形成的综合能力，需要终生来完善。研究表明，如果不发展体育素养，许多儿童和青少年将从体育活动和运动中退出，在闲暇时间转向选择更多的不活跃和/或不健康的活动。对于幼儿来说，身体素养是指综合掌握基本动作技能和基本运动技能，这些技能是绝大多数体育活动的基本组成部分。能掌握这些基本技能的人更易于以后学习多种

---

① 李红娟，张一民，王荣辉，等. 儿童青少年身体素养指南核心条目[J]. 中国学校卫生，2021，42（11）：1698-1702.
② 颜亮，孙洪涛，张强峰，等. 多元与包容：身体素养理念的国际发展与启示[J]. 武汉体育学院学报，2021，55（8）：87-93.

体育运动，会加深对周围运动的观察和理解，进而基于这种理解做出正确的决定。基本动作技能是幼儿身体活动的基础，对整个生命的健康具有持久的影响。基本动作技能已被证明是幼儿规律体育活动和健康的一个重要预测器。基本动作技能缺陷的幼儿将减少参加娱乐和运动竞赛的机会，会面临更多的挑战和困难，更容易失去信心，在体育活动中的投入会越来越少，直至失去兴趣最终放弃。错过学习基本动作技能也意味着降低了幼儿选择参加需要技能运动的可能性，限制了他们对终身健康促进活动的选择。

幼儿的各方面能力都处在快速发展过程中，幼儿对外界的了解和认知要靠肢体的动作来探索。幼儿的身体素养不仅影响到活动参与和身体健康，还关系到认知、情绪、社会适应等各方面的发展。幼儿学习特定技能的时间是不同的，但学习顺序具有很大的一致性，每个自然出现的技能都有一个学习的最佳时间，基本动作技能涵盖了幼儿早期和中期需要发展的基本动作，动作能力需要依靠动作的协调产生有目的的行动或运动，幼儿的基本动作技能的协调能力即为基本协调能力，对动作的掌握及形成良好的动作体验具有积极的影响，是幼儿期动作学习的基础，与年龄相适应的协调能力的提高将有助于幼儿进行身体运动并更快地掌握动作技能，进而在体育活动中获得更大的成功。因此，基本动作技能的发展需要基于良好的基本协调能力。基本协调能力在幼儿期快速发展，制约着幼儿基本动作技能的速度和方向，但这一最主要且关键的能力，在幼儿期通过简单的指导和实践就可以提高并获得很大的回报。因此，为了创造一个积极健康的人口环境，防止一代儿童因长期健康问题而影响成长，就需要从幼儿期对幼儿进行必要的引导，即在幼儿学习基本动作技能的过程中提高其协调能力水平，通过积极地体验为最终形成良好的身体素养做好准备。

## 四、发展基本动作技能的关键

教育是体现综合国力和社会文明程度的重要因素，随着社会的进步和人们观念的更新，幼儿园的教育受到了人们前所未有的重视。幼儿身心的特殊性决定了幼儿的教育模式与学校教育的不同，幼儿体育活动在幼儿教育中具有举足轻重的作用，尊重幼儿的成长特点，基于年龄特征而形成的以游戏和体验为主要组织形式的幼儿体育得到人们的普遍认可。但长久以来受到"重文轻体"思想观念的影响，幼儿园的体育活动不规范、不重视，限制了幼儿体育活动的发展。尽管幼儿之间的成长和学习速度不同，但是基本动作技能的学习顺序和阶段几乎是相同的，随着幼儿的发育而呈阶段性发展。当学习基本动作技能的硬件——肌肉和神经具备执行某项特定技能的潜力时，应为幼儿提供尽可能多的学习机会，使其在丰富的环境中探索所有可能的运动，体验既安全又充满挑战的活动。随着国家政策对幼儿健康的重视和社会对体育多元化功能认识的加强，幼儿园也因地制宜地逐步开发了不同的园本体育课程，丰富了课程的内容，在一定程度上促进了幼儿体质的增强。但由于国家文件只是方向上的规定，没有具体的内容和要求，在实施过程中缺乏评价指标的引导，对幼儿认知、情感、动作发展的阶段和方向把握不够准确，在目标的制定、内容的选择和设计、课程的实施和评价等方面的认识存在片面性。

因此，在应对青少年体质问题时，幼儿园体育活动的内容和形式在科学性、合理性选择上面临新的问题和变化。为了精准地把握儿童动作发展的敏感期，避免"有运动无教育"的现象及过早进行专项化教学，需要科学的理论和认识的引导。通过发展幼儿基本协调能力，促进幼儿基本动作技能水平的改善，进而为青少年时期的积极参与体育活动提供保证。本书依据幼儿的身心发展特点与规律及国内外动作技能分类和评价指标，参照动作发展理论，构建幼儿基本协调能力的评价指标体系和评价标准，为幼儿教师开展活动提供参考、思路和依据。

## 第二节　研究目标与意义

### 一、研究目标

基本协调能力是影响幼儿基本动作技能和活动参与水平的重要因素，目前人们对幼儿体育活动及幼儿协调能力的认识和重视不足。本书通过专家访谈法、德尔菲法等，构建了幼儿基本协调能力评价指标的结构模型，并以此为基础建立了评价指标体系和标准。目的是通过评价提高对幼儿基本协调能力重要性的认识，促进幼儿基本协调能力的发展，最终通过对影响基本协调能力的结构要素的评估与分析，判断幼儿基本协调能力的发展水平和阶段特征，以便在家庭和幼儿园活动中更有针对性和方向性地选择幼儿活动内容，促进幼儿基本动作能力的发展，使幼儿动作水平不滞后于发展水平；也可用于识别有运动协调障碍和迟缓的幼儿，利于及早地识别和干预患儿，使其早日康复，促进其身心健康发展。

## 二、研究意义

基本协调能力对提升幼儿的活动参与及体验具有重要意义，在发展基本动作技能活动中需要重点关注。本书通过具体的影响因素或结构要素来评价幼儿基本协调能力，从单项标准和综合标准 2 个方面分别对幼儿基本协调能力的现状进行评估，能更精准地把握影响幼儿基本协调能力的部分和整体要素，为针对性地发展促进策略提供依据，最终为实现幼儿全面健康服务。

① 理论方面，本书通过分析幼儿期生理、心理、动作发展等特点及对幼儿基本协调能力概念和结构要素的界定，构建并验证了幼儿基本协调能力的六因素结构模型，同时建立了幼儿基本协调能力评价指标体系及标准，从影响因素角度分析幼儿的基本协调能力，这是对现有幼儿体育评价理论与方法的丰富和补充。

② 实践层面，幼儿基本协调能力评价指标体系和标准的建立，为幼儿园提供了一套具有可操作性的评估工具，在发展幼儿基本动作技能方面为幼儿园教师提供了新的评价思路和方法，通过评价提升对基本协调能力的重视，有利于幼儿基本协调能力的改善，进而促进幼儿体育活动的积极体验和基本动作技能的提高，促进幼儿健康体质的塑造；通过对幼儿基本协调能力的单项评价和综合评价，可协助教师识别影响幼儿基本动作技能的因素，使教师更好地在教学活动中针对个体差异实施有针对性的教学，对准确把握幼儿动作的发展进程、促进幼儿动作的发展具有重要价值，也可用于对早期协调障碍幼儿的识别。

# 第三节　研究现状

国内外针对协调能力、幼儿协调能力从定性、定量方面对不同项目、年龄段的评价指标进行了研究，由于各评估工具的优缺点及地域、文化等方面的差异，在评价的内容和维度上具有局限性和不完整性，缺乏对幼儿协调能力全面、深入的评价研究，不能全面地体现幼儿的动作能力和我国幼儿的活动现状；对协调能力的评估缺乏针对性和全面性及易操作性，在学前幼儿中难以普及。因此，什么是幼儿基本协调能力及其衡量标准是什么？需要对其指标进行具体的论证和量化，对评价指标体系进行深入的分析。借鉴国内外动作技能及协调能力的评价方法，通过探讨我国幼儿基本动作技能的发展模式及规律，开发适合我国幼儿的基本协调能力的评价工具，为幼儿教师在教学内容的选择、课程的设计和评价等方面提供更科学、更准确的参考。

动作发展理论是研究幼儿基本协调能力的重要理论依据，国外对动作发展理论和模型的研究成果为我们研究幼儿动作的协调能力奠定了较好的理论基础。我国在动作发展领域起步较晚，但发展迅速，运用动作发展理论分析现阶段幼儿的动作水平，从发展的视角对幼儿基本协调能力的评价和教学进行分析研究，以更好地结合实践挖掘幼儿基本协调能力的特征。因此，以动作发展理论为基础，研究幼儿基本协调能力具有重要的实践价值。

# 一、协调与协调能力

## （一）协调

对协调的定义是动作发展理论研究的一项重要任务，针对协调这个术语有多种解释，首先需要对让·皮亚杰（Jean Piaget）使用的协调与动作发展中的协调进行区分。Piaget 和 Cook 认为，协调是由于同化和调节（即平衡的过程）的相互作用而产生的图式之间的协调，并最终达到平衡状态（即以前完全不同的图式之间新的协调状态）[①]。虽然皮亚杰提出了图式之间连续的协调阶段，但他始终不完全清楚幼儿是如何从一个阶段发展到下一个阶段的，即缺乏对发展变化的动态描述。此外，他关注的不是运动协调的发展，而是独立感觉模式之间协调的实现。协调的动作，如伸出手臂，产生于子系统之间复杂的合作过程，而不是被随意分配的任务。

协调（Coordination）的字面意义为协商、调和，其本质为调和各方面的矛盾，

---

① PIAGET J, COOK T B M.The origins of intelligence in children[J]. American journal of psychiatry, 1952, 120(9): 934.

使组织整体和谐、目标一致。在体育运动中，协调的本质为调和整个人体组织的矛盾，使各器官、系统目标一致地完成指定的运动任务。

在评价运动中的协调能力时，人们习惯把"协调""协调性""协调能力"等混合使用，一方面揭示协调这一概念所具有的层次性和综合性，另一方面也说明人类看待事物角度的多向性、表达的多维性。国内外文献资料对这类概念的研究较多，研究者从不同的立足点得出了不同的结论，本书通过对协调的概念的分析揭示了其内在的本质属性。

体育词典中对"协调"的解释为各部位动作的配合恰到好处，表现舒展、流畅。对动作的外部表现进行描述，有助于我们形象地了解这一动作，但从外部表现解释概念容易忽视概念的本质，导致我们在练习指导实践中偏离方向。有研究认为，协调是机体按照某种最优化原则，对运动系统的控制和组织。有学者从协调的发生机制方面对概念进行了解释，强调了协调是机体在运动中动作的最优化，并指出协调是在神经系统参与下实现的，是运动器官在一定的时空条件下，在大小不同力的作用下，所表现出的动作形式。初立光从神经调节的发生机制方面分析，认为协调是感受器通过各感官感受内外环境的刺激信息，将刺激信息转化为神经冲动，在大脑皮质进行兴奋、抑制的转换，调节肌肉进行积极的工作，并精准地完成动作的能力[①]。张珂认为，协调是由于神经系统的协同，使参与的各器官达到互相配合的一种状态[②]。此定义不仅强调了神经系统的参与作用、各器官的互相配合，还强调了把协调称作一种状态。人体在运动中各器官、系统不断地进行着物质与能量的转换，在动态与平衡中进行，协调是这一过程中所达到的一种暂时平衡的状态，当外部条件变化时需要及时通过调整、适应建立新的平衡，因此这种定义也是合理的。

综上所述，我们对协调的定义为，神经系统协同运动器官、感觉器官、内外环境等条件，使动作达到最优化的一种表现状态，其作用是使参与运动的各因素互相配合，减少不必要的能量损耗，达到目标一致的最优化原则，提高工作效率。

（二）协调能力

协调能力不但与竞技能力有关，而且在日常生活中具有重要的意义。幼儿、

---

① 初立光. 对动作"协调性"实质的分析[J]. 河北体育学院学报，2004，18（2）：81-82.
② 张珂. 人体运动协调能力的理论诠释及其构成要素的实证研究[D]. 北京：北京体育大学，2010.

儿童期是协调能力发展的关键时期，协调障碍不仅影响人们日常的生活和活动的参与，还对人们良好心理素质的形成意义深刻。葛欧瑟认为，6～14岁是发展人的协调能力的最好时机[①]；过家兴认为，7～14岁是发展协调能力最有利的时期，其中6～9岁是发展一般协调能力最有利的时期，9～14岁是发展专门协调能力最有利的时期[②]。因此，研究幼儿、儿童期的协调能力具有重要价值。

### 1. 协调能力的概念论述

"协调能力"一词在国内外得到了人们广泛的关注，研究者从生理学、医学、心理学等不同的角度进行了诠释，因为对概念理解的角度不同，所以没有形成统一、确定的定义。

大多数学者把协调性和协调能力作为同一概念论述，用法的不一只是由于人们在认识层次上形成了差异，但使用时所表达的意义并没有区别。协调性是从生理学角度的定义，是有机体协同配合工作的一种性能，阐明了协调是在神经系统支配下进行的机理；协调能力则是对概念从训练学的角度进行的界定。

对协调能力的研究中最具代表性的国外学者为 Bernstein，其认为协调能力是中枢神经系统通过整合神经、肌肉、骨骼而使其协同控制人体的一种控制能力[③]；普拉托诺夫强调了"最好地完成任务"，是对概念宏观的解释，此种定义较难把握问题的实质[④]；哈罗和辛普森认为，从环境中感知到的事物与下肢配合的能力为协调能力[⑤]；葛欧瑟[⑥]、Diem[⑦]、普拉托诺夫[⑧]分别从协调能力的基本要素进行了解释，因划分的依据不同，其包含的要素比较复杂且容易混淆。依据学者提出的不同的定义和相关理论，可得出协调能力是一种综合表现能力，是多种要素的协同工作。经

① 曼弗里德·葛欧瑟. 运动训练学[M]. 田麦久，译. 北京：北京体育学院教务处，1983：60.

② 过家兴. 运动训练学[M]. 北京：北京体育学院出版社，1986：363.

③ BERNSTEIN N A.The coordination and regulation of movements[M]. New York: Pergamon Press, 1967: 1-3.

④ B H 普拉托诺夫. 运动训练的理论与方法[M]. 陆绍中，张人民，唐礼，等译. 武汉：武汉体育学院，1984：104.

⑤ A J 哈罗，E J 辛普森. 教育目标分类学：第三分册 动作技能领域[M]. 施良方，唐晓杰，译. 上海：华东师范大学出版社，1989：243-250.

⑥ 曼弗里德·葛欧瑟. 运动训练学[M]. 田麦久，译. 北京：北京体育学院教务处，1983：45.

⑦ DIEM L.The important early years: Intelligence through movement experiences[M]. Reston, VA: American Alliance for Health, Physical Education Recreation, and Dance, 1991: 21.

⑧ 弗拉基米尔·尼古拉耶维奇·普拉托诺夫. 奥林匹克运动员训练的理论与方法[M]. 黄签名，张江南，郭鹏程，等编译. 天津：天津大学出版社，2014：351.

过综合分析（表1-1）可知，国外学者在对协调能力的理解中对平衡、反应、空间定向、节奏等要素具有一致的认同感，认为这些是影响和构成协调能力的重要因素。

表1-1 国外学者对协调能力的界定

| 学者 | 对协调能力的界定 |
| --- | --- |
| Bernstein | 是中枢神经系统对神经—肌肉—骨骼系统的控制，中枢神经系统利用降低对人体自由度的控制，通过将运动指令传给中央模式发生器来实现协调[1] |
| 葛欧瑟 | 表现为人体的综合能力，包括灵活性、节奏、平衡、准确、学习能力、空间定向能力、反应能力等[2] |
| 普拉托诺夫 | 是人们迅速、合理、省力的动作，即最好地完成任务，特别是应对复杂的、突然的动作任务的能力[3] |
| Diem | 儿童运动协调能力是平衡、反应、空间定向等因素的组合[4] |
| 卢格 | 是身体及不同部位的运动速度、稳定和瞄准的准确度，反映身体各部位在运动中的流畅程度[5] |
| 哈罗和辛普森 | 指学习者从周围环境中选取一个物体，并把感知到的物体与下肢动作协调配合的能力[6] |
| 普拉托诺夫 | 包括以动作的"空间—时间"及动力性为参数的调节与判断能力、动作节奏的把握能力、稳定平衡能力、空间定向能力、动作配合能力、随意放松能力[7] |

国内学者亦从不同角度对协调能力进行了界定，由表1-2可知，协调能力被定义为一种能力、本领或状态，是各系统、器官在"时间""空间"里"协同""配合""一致"完成动作的结果。国内外学者对"协调""协调能力"的释义均围绕着"协同配合"展开，所指向的"协同配合"既反映了神经系统与感知觉器官的配合，又包含肢体间、肢体与身体各部位的配合，还包括各类感知觉器官与肢体的协同。

① BERNSTEIN N A. The coordination and regulation of movements[M]. New York: Pergamon Press, 1967: 1-3.

② 曼弗里德·葛欧瑟. 运动训练学[M]. 田麦久, 译. 北京: 北京体育学院教务处, 1983: 1.

③ B H 普拉托诺夫. 运动训练的理论与方法[M]. 陆绍中, 张人民, 唐礼, 等编译. 武汉: 武汉体育学院, 1984: 104.

④ DIEM L.The important early years: Intelligence through movement experiences[M]. Reston, VA: American Alliance for Health, Physical Education Recreation,and Dance, 1991: 21.

⑤ 詹姆斯·O 卢格. 人生发展心理学[M]. 陈德民, 唐国强, 罗汉, 等译. 上海: 学林出版社, 1996: 427.

⑥ A J 哈罗, E J 辛普森. 教育目标分类学: 第三分册 动作技能领域[M]. 施良方, 唐晓杰, 译. 上海: 华东师范大学出版社, 1989: 243-250.

⑦ 弗拉基米尔·尼古拉耶维奇·普拉托诺夫. 奥林匹克运动员训练的理论与方法[M]. 黄签名, 张江南, 郭鹏程, 等编译. 天津: 天津大学出版社, 2014: 351.

**表 1-2    我国学者对协调能力的界定**

| 学者 | 对协调能力的定义 |
|------|------------------|
| 过家兴 | 机体各部分活动在时间和空间里相互配合，合理有效地完成动作的能力[①] |
| 田麦久 | 运动员机体不同系统、不同部位、不同器官协同配合完成练习动作或技战术活动的能力，体现着机体内部、机体与外部环境之间的协同状态，协调程度取决于神经系统对目标肌肉合理精细的支配[②] |
| 郭晓宵 | 是自我身体运动条件最理想的方法，是准确、合理、快速、省力地完成动作的能力[③] |
| 曹莉和孙晋海 | 机体内部间及机体与外部环境间有效地配合，通过一定方式将已储备的竞技能量发挥出来，表现出满意的运动成绩的本领[④] |
| 李诚志 | 在运动中各运动部位配合一致，准确、迅速、合理、省力、机敏地完成练习的本领[⑤] |
| 郑吾真 | 有机体各部分在时间和空间相互配合，有效、合理地完成动作的能力[⑥] |
| 权德庆等 | 以运动目的和特定运动的内、外环境条件为基础，机体协调运动的本领[⑦] |
| 许崇高和严波涛 | 参与运动者在运动期间对其所做的动作拥有的经验及与其运动器官、感觉器官，以及神经和肌肉等各个系统之间达到的一种相对平衡的状态[⑧] |
| 杨锡让 | 人体各肌肉群同步活动的能力，如伸肌与屈肌、上肢与下肢、躯干和四肢等[⑨] |
| 刘丹 | 合理地建立完整动作的能力和改造已形成的动作形式或根据不断变化的条件改变动作的能力[⑩] |
| 毛伟民和陈雪梅 | 动作行为发生过程中神经、肌肉、感知觉三大系统之间合理配合、快速一致性的结果[⑪] |
| 张珂 | 参与运动的各神经结构互相协同所产生的不同感官、运动器官之间的配合状态的神经机能能力[⑫] |

① 过家兴. 运动训练学[M]. 北京：北京体育学院出版社，1986：133.

② 田麦久. 运动训练学[M]. 北京：高等教育出版社，2006：215.

③ 郭晓宵. 运用体操教学发展 7～12 岁儿童动作协调能力的实验研究[J]. 西安体育学院学报，1997，14（3）：36-41.

④ 曹莉，孙晋海. 论运动员的竞技协调能力及其结构[J]. 中国体育科技，1997，33（11-12）：84-85.

⑤ 李诚志. 教练员训练指南[M]. 北京：人民体育出版社，1992：55-59.

⑥ 郑吾真. 竞技体操训练学[M]. 北京：北京体育学院出版社，1990：155.

⑦ 许崇高，权德庆，严波涛，等. 对儿童动作协调能力发展研究的前瞻与构想[J]. 体育科学，1998（3）：93-94.

⑧ 许崇高，严波涛. 儿童动作协调能力发展问题研究的理论进展[J]. 西安体育学院学报，1999，16（1）：7.

⑨ 杨锡让. 实用运动生理学[M]. 北京：北京体育大学出版社，2003：214.

⑩ 刘丹. 足球体能训练[M]. 北京：北京体育大学出版社，2006：46.

⑪ 毛伟民，陈雪梅. 浅析身体协调性在运动中的作用[J]. 聊城大学学报（自然科学版），2006，19（4）：79-81.

⑫ 张珂. 人体运动协调能力的理论诠释及其构成要素的实证研究[D]. 北京：北京体育大学，2010.

综合国内外对协调能力概念的研究，在表述时从外显的时空性、顺序性特征，逐渐深入神经、肌肉等本质层面的认知，综合了人体神经、肌肉、感知觉等各系统的协同而表现出准确、合理的动作形式，但协调能力的技术核心表现仍为时空性、合理性、准确性和有效性。

纵观国内外学者对协调能力要素的划分（表1-3），虽然用词不同，但都遵循了统一的分类形式，根据"子项排斥""逐级划分"的规则，去除重叠和交叉的因素，基本包括空间定向、节奏、平衡、反应、协同动作能力。这5种基本能力要素综合考虑了神经系统的支配、感知觉的参与及与运动器官的配合，能够反映"协调能力"这一概念的本质特点，并符合划分的"外延相称"规则。因此，本书认为，协调能力要素包括平衡能力、节奏能力、空间定向能力、反应能力和协同动作能力。

**表1-3　国内外学者对协调能力要素的划分**

| 学者 | 协调能力要素 |
| --- | --- |
| Diem | 儿童运动协调能力包括平衡、反应、空间定向等[1] |
| Arday | 空间定向能力、节奏感、反应、平衡和运动变向能力[2] |
| 田麦久 | 一般协调能力由反应、空间感知、时间感知、适应调整、协同动员5种能力组成，对协调能力测试的指标有灵敏、节奏、平衡、定向等[3] |
| 吴鸿春和范安辉 | 一般协调能力包括灵活性、控制自身的能力、适应性、学习能力专门协调能力包括协调性、准确性、柔韧、弹性、平衡能力、动作的稳定、动作的节奏、速度、时空分析能力[4] |
| 侯玉鹭和欧小健 | 神经的协调、肌肉的协调、动觉的协调[5] |
| 南仲喜和王林 | 评价与调节动作的动力学和时空参数的协调能力、保持姿势稳定性（平衡）的协调能力、节奏感、随意放松肌肉的协调能力、动作的协调性[6] |

① DIEM L. The important early years: Intelligence through movement experiences[M]. Reston VA: American Alliance for Health, Physical Education Recreation, and Dance, 1991: 21.

② ARDAY L, FARMOS. Preliminary experiences for stating the coordinational abilities of 7-10 year old boys and girls[J]. Magyar-testnevelesi egyetein-koezlemenye-i, 1992: 201.

③ 田麦久. 运动训练方法讲座·第六讲：协调能力的训练方法[J]. 中国学校体育，1993（2）：45-46.

④ 吴鸿春，范安辉. 对运动协调能力的探讨[J]. 西南师范大学学报（哲学社会科学版），1995（2）：118-119.

⑤ 侯玉鹭，欧小健. 关于运动协调能力若干问题的思考[J]. 山东体育学院学报，1996，12（1）：24-29.

⑥ 南仲喜，王林. 身体素质训练指导全书[M]. 北京：北京体育大学出版社，2003：232.

续表

| 学者 | 协调能力要素 |
|---|---|
| 普拉托诺夫 | 以动作的"空间—时间"以及动力性为参数的调节与判断能力、把握动作节奏能力、平衡和稳定的能力、空间定向能力、动作配合能力、随意放松能力[1] |
| 毛伟民和陈雪梅 | 神经协调、肌肉协调、感知觉协调[2] |
| 张珂 | 动作认知能力、空间定向能力、反应能力、本体感受能力、节奏能力[3] |
| 李芳 | 以动作的空间—时间和动力性为参数的调节与判断能力、把握动作节奏能力、动作配合能力、空间方位能力、稳定平衡能力、变换动作和连接(组合)动作的能力[4] |
| 谢源波 | 认知能力、反应能力、节奏能力、时空感、平衡能力、灵活性、本体感受能力等[5] |

**2. 协调能力的分类与归属**

**(1)协调能力的分类**

国内学者从训练学、认知发展顺序、生物学等方面对协调能力进行了分类,不同的分类依据形成不同的观点。

从训练学角度出发,按专项关系分为一般协调能力和专项协调能力[6],这是训练学领域被普遍接受的一种分类方法。一般协调能力体现在一般练习活动中的协调能力,专项协调能力是在专项练习中所体现的与特定专项相适应的协调能力。有学者认为,这种方式不能明确区分和概括不同运动员的协调能力状况,无法区分出全能运动员的协调能力类型,而且专项与一般的范围在具体条件下是可变的,能够互相转化;相同的协调能力因从事不同的专项,其类别可能不同,并提出了纵向协调和横向协调的划分[7];本书认为,一般和专项的分法是能够涵盖协调能力

---

① 弗基米尔·尼古拉耶维奇·普拉托诺夫. 奥林匹克运动员训练的理论与方法[M]. 黄签名,张江南,郭鹏程,等编译. 天津:天津大学出版社,2014:351.

② 毛伟民,陈雪梅. 浅析身体协调性在运动中的作用[J]. 聊城大学学报(自然科学版),2006,19(4):79-81.

③ 张珂. 人体运动协调能力的理论诠释及其构成要素的实证研究[D]. 北京:北京体育大学,2010.

④ 李芳. 难美性项群协调能力的测评方法[J]. 体育成人教育学刊,2013,29(1):74-76.

⑤ 谢源波. 协调能力对网球专项动作技术学习的影响研究——以武汉体育学院为例[D]. 武汉:武汉体育学院,2016.

⑥ 田麦久. 运动训练方法讲座·第六讲:协调能力的训练方法[J]. 中国学校体育,1993,(2):45-46.

⑦ 李景莉,郭修金. 运动协调相关概念、特征及其分类的理论解析[J]. 上海体育学院学报,2003,27(6):29-32.

的。一般协调能力是人应该掌握的基本协调能力，在基本协调能力的基础上某一方面或几个方面纵深发展，成为某个项目或某些项目所需要的专项协调能力。在评价运动员的协调能力时应全面考虑，不应以偏概全。在专项发展阶段，运动员的一般协调能力发展是基础，应以专项协调作为重点评价要素，而对于全能运动员则要求的一般协调和专项协调的类型更广、更综合；对于非运动员或在幼儿期，我们要求根据其阶段发展特征发展基本协调能力，为以后更好地体验不同项目奠定基础。因此，这种分类方法是不矛盾的，一般和专项也是不同阶段发展的结果，评价运动员的协调能力主要在一般协调能力发展的基础上关注专项协调能力；认为在不同的条件下两者可转化的论断是片面的，这种分类方法本身就是一般和特殊的关系，在解决和看待特定问题时应该抓住主要方面进行判断。

从生物学和心理学角度运用现代系统学的方法与理论，许崇高对动作协调能力的结构、层次进行了系统的研究，他指出协调能力是由体能和心能要素构成的多系统、多层次的网络结构，体能因素是协调能力的基础，心能是其本质和关键[①]；而侯玉鹭和欧小健、毛伟民和陈雪梅按动作表现从生物学角度进行分析，认为协调能力应包括神经、肌肉、动觉/感知觉的协调[②③]。此种分类方法是对体能、心能划分方法的细化，简单易懂，具有较强的代表性，但若用于评价中，会把协调割裂成不同的部分，不利于整体协调能力的评估。

在对协调能力进行层次划分时，许崇高依据运动时动作的水平和参与的生物学条件，把协调能力分为4个层次：简单反射动作协调、基本-基础动作协调、感知觉-肢体动作协调、体能-躯体复杂动作协调。这一划分按照人的成熟程度由低到高进行，考虑到3个影响因素，即动作的结构（时空特征）、心能（感知觉因素）、体能因素[③]。从出生时的简单条件反射到专项训练阶段的复杂动作协调，由于动作水平不同，所完成的技术复杂性和意识的参与要求不同，运动器官的工作能力要求也不相同，此种划分方法可用于对整个年龄阶段参与运动的协调性的整体把握，有利于对专项协调能力进行周期的计划，并能通过快速识别所处的阶段进行有针对性的练习。邹煜和严波涛从人类认知发展的顺序性及复杂性出发，把协调能力

① 许崇高. 动作协调能力结构、层次与分类模式研究——兼论动作协调能力发展的非线性动力观[J]. 西安体育学院学报，1999，16（4）：35-38，66.

② 侯玉鹭，欧小健. 关于运动协调能力若干问题的思考[J]. 山东体育学院学报，1996，12（1）：24-29.

③ 毛伟民，陈雪梅. 浅析身体协调性在运动中的作用[J]. 聊城大学学报（自然科学版），2006，19（4）：79-81.

由低到高从 3 个层次划分，包括本能运动协调、感知运动协调及操作运动协调，其中操作运动协调又分为基本运动协调和专项运动协调，对协调能力进行了比较全面的层次划分[①]。这 2 种分类从动作发展的水平和顺序进行，在对动作技能分类的基础上建构，包含协调的阶段性和发展性的特征。

构建协调的理论框架和结构模型有利于我们更直观、深入地理解协调能力的本质，表 1-4 为协调能力的测量与评判提供了一个分类框架，此理论框架对我们评价协调能力具有借鉴作用，可以选取其中的某一部分要素进行针对性测量。但由于划分依据不同，在整体把握时容易混淆，应用时还需要搞清楚要素之间的包含与排斥关系。李景莉和郭修金通过论述得出了协调的结构模型，认为抽象的协调是通过直观的动作表现的，协调过程是在神经系统的支配下，内外部动作的横向配合及其与时空要素构成的多层级、综合的结构模型框架[②]（图 1-2）。此模型的认知以肌肉为单元层次，认为动作是在神经系统的控制下，包含内部肌肉与外部肢体之间配合，并结合一定的时间要素、空间要素，使动作具有了多变性和复杂性，在横、纵向结合下形成对动作协调能力的整体框架。

表 1-4　协调能力理论分类框架

| 分类依据 | 类别 |
| --- | --- |
| 肢体间的关系 | 上下肢体间：同侧型、异侧型（交叉/不交叉）<br>左右肢体间：上肢间、下肢间<br>整体性动作协调<br>躯干、肢体间动作协调 |
| 感官-肢体间的关系 | 视觉-肢体间：眼手、眼腿协调<br>听觉-肢体间：节奏性动作<br>本体感觉-肢体动作：平衡性动作 |
| 动作的主客体关系 | 自主性动作（动作信号来自主体）<br>被动性动作（动作信号来自客体） |
| 动作方式 | 位移性动作：周期性、非周期性<br>非位移性动作：姿势平衡、姿态/操作性动作 |
| 肌肉工作性质 | 粗放性动作：爆发性、非爆发性肌肉工作<br>精细性动作：单手、双手 |

① 邹煜，严波涛. 运动协调层次及属性研究[J]. 西安体育学院学报，2015，22（6）：54-57.

② 李景莉，郭修金. 运动协调相关概念、特征及其分类的理论解析[J]. 上海体育学院学报，2003，27（6）：29-32.

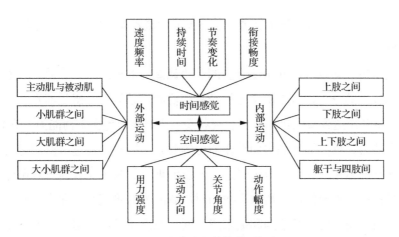

图1-2 协调动力结构模型框架

（2）协调能力的归属

对于协调能力的归属问题，学者没有形成统一的观点，大体归为3类。第一类认为协调能力是运动素质的重要组成部分，应与速度、力量、灵敏等同归为身体素质；第二类认为协调能力是一种综合能力，在运动中表现出综合复杂的作用，因此应与素质、技术、战术等同，属于竞技能力类别；第三类认为协调能力属于运动技能。20世纪五六十年代，苏联学者多数认同把协调归属于运动素质，我国学者较为一致的观点也是把协调与力量、速度等归为运动素质范畴。其中胡亦海把运动素质分为基本运动素质和复合运动素质，其分类方法是把协调能力归为复合运动素质[1]，属于身体素质归属类观点；其他研究者如邹煜和高原则认为，作为一种外显的智力，协调能力在认知过程中与素质有着显著的区别，它们应是交叉关系[2]；田麦久在竞技能力一章的论述中，把协调能力归于竞技能力，认为协调能力是运动技术形成中重要的先决条件[3]；钟添发等在所建立的运动员竞技能力结构模型中，把协调和技术作为与战术、心理、素质等同为一个指标级别[4]，属于竞技能力归属类；许崇高把协调能力归为运动技能获得过程的本质描述，与运动技能属于包含关系[5]；石燕也指出协调能力有着与运动技能一致的本质属性，其内涵是

---

① 胡亦海. 竞技运动训练理论与方法[M]. 武汉：湖北人民出版社，2005：78.

② 邹煜，高原. 对运动协调两侧性迁移的实验研究[J]. 山东体育学院学报，2009，25（3）：56-58.

③ 田麦久. 论运动训练计划[M]. 北京：北京体育大学出版社，1999：85.

④ 钟添发，田麦久，王路德. 运动员竞技能力模型与选材标准[M]. 北京：人民体育出版社，1994：56.

⑤ 许崇高. 动作协调能力结构、层次与分类模式研究——兼论动作协调能力发展的非线性动力观[J]. 西安体育学院学报，1999，16（4）：35-38，66.

相同的，运动协调包含于运动技能中，是技能形成和发展中的核心要素①，为技能归属类别。

综上所述，学者从不同角度对协调、协调能力的概念进行了界定，通过对概念内涵和外延的分析，认为协调是神经系统协同运动器官、感觉器官、内外环境等条件，使动作达到最优化的一种表现状态。协调能力包括平衡能力、节奏能力、空间定向能力、反应能力和协同动作能力等要素。同时，通过对协调能力的分类及交叉学科的运用，我们加深了对这一概念的理解，为更深入地对协调能力的研究和教学提供了理论依据，拓宽了我们对协调能力的研究视角和形成机制的深入理解，但由于研究的分类依据和侧重点不同，在面对具体问题时，不应简单地局限于一个层面上，还需要综合考虑，选择具有针对性的、更合理的分类方法；归属问题也是协调能力的研究重点，由于协调能力具有综合性特征，至今还没有形成统一的定论，产生了不同的关注角度，这需要在后续研究中深入探讨并进行综合的论证，本书协调能力评价指标体系的研究将为探讨协调能力的本质提供参考。

## 二、协调能力评价

### （一）协调能力评价标准的概念

在我国"评价"一词自古有之，为"评定价值"之意，辞海中的释义为"评论价值高低"。早在 20 世纪 30 年代，泰勒对评价的解释为确定课程与教学计划实际达到教育目标程度的过程，即本质上对评价过程的理解为，测量课程和教学方案达成教育目标的程度，属于目标性评价②。克龙巴赫则更强调评价在过程中的改进，认为评价是为做出有关教育方案的决策而搜集和使用的信息③。另一位评价领域著名的学者 Stufflebeam 强调了评价最重要的意图不是为了证明（Prove），而是改进（Improve），通过评价应能够帮助我们更好地执行和改进方案④，他认为，评价是为更好地决策提供有用信息，并进一步解释为评价是一种划定、获取和提供

---

① 石燕. 在动作学习过程中对原地掷标枪动作协调特征的研究[D]. 西安：西安体育学院，2011.

② 拉尔夫·泰勒. 课程与教学的基本原理[M]. 施良方，译. 北京：人民教育出版社，1994：85.

③ 克龙巴赫. 通过评价改教程[M]//瞿葆奎. 教育学文集：第 16 卷 教育评价. 北京：人民教育出版社，1989：159.

④ 斯塔弗尔比姆. 方案评价的 CIPP 模式[M]//瞿葆奎. 教育学文集：第 16 卷 教育评价. 北京：人民教育出版社，1989：297.

叙述性信息和判断性信息的过程，以帮助了解研究对象及进行进一步的指导和决策，这一观点在教育界得到普遍认同。我国学者认为，评价不仅是提高学校教育质量的保证、完善教学系统的重要环节，还对教学活动的增值起到推动作用。本书结合前人对评价的定义对评价做了以下综述：评价是为提高教学质量、完善教学活动，对学生在学习过程中的学习质量进行综合评定的过程，是教师教和学生学的依据及目标，用以改进学习过程，证明学习程度，提高学习效果。

评价标准是指人们在评价活动中应用于对象的价值尺度和界限，是评价活动方案的核心。评价标准是开展评价活动的前提条件，而评价结果能够反映出客观事实[①]。基本协调能力评价标准是评判基本协调能力的标准，是对主体动作完成过程中特定的本领和水平所定制的尺度及界限，规定了主体动作学习中的界限和范围，引导着学习的方向。幼儿基本协调能力评价标准是评判幼儿（3~6岁）基本协调能力学习的尺度和界限，规定了幼儿基本协调能力在特定年龄阶段发展的过程和达到的水平，以科学地引导幼儿动作的发展方向。

（二）各项目协调能力评价

协调能力既是各项目运动技能形成的出发点和落脚点，又是影响技术动作经济性与时效性的关键要素，其在竞技能力发挥过程中起到举足轻重的作用，是影响运动成绩的重要因素。因此，当下诸多学者对协调能力的分析和评价做了较多的研究。

对体操项目的协调能力进行评价是学者较早关注的重点。例如，研究者通过体操教学对7~12岁儿童的协调能力进行了评价，认为体操对协调能力的提高要优于其他项目，并确定了7项与动作协调能力相关的指标，最后得出了4项可以定性评价这一年龄协调能力的指标，包括定向平衡、交叉拍击、快速踩准和踢毽子[②]。研究通过具体的测量项目对协调能力进行评价，具有操作简单、易于实施的优点。另有研究者认为，对体操运动员的协调评价要体现肌肉（对抗肌、协同肌）、器官（运动器官、内脏器官）等方面的协调，评价要综合考虑小脑系统机能、运动能力和智力3个方面，测量方法也要以此为依据进行筛选[③]，从理论分析的角度给评价方法以启示。

① 陈翀. 足球体能测评理论与实践研究[M]. 北京：人民体育出版社，2021：65.
② 郭晓宵. 运用体操教学发展7~12岁儿童动作协调能力的实验研究[J]. 西安体育学院学报，1997，14（3）：34-39.
③ 赵明，殷国会. 论协调性对体操运动员的重要性及在选材中的测定方法[J]. 哈尔滨体育学院学报，2002，20（2）：97，99.

对足球、篮球、田径等项目协调能力的分析与评价也是学者关注的重点。首先，研究者对不同项目协调能力的构成进行了分析。例如，研究者通过分析足球运动员的协调能力和解析足球项目的内部特征征和外部特征，得出足球运动所表现出的协调能力主要由平衡、本体感知、视觉感知、听觉感知、下肢动作的控制5种能力组成[①]。针对田径项目的特征，在分析其技术动作的协调能力时，要结合动作表现的关系确定协调模式。研究认为，协调能力存在5种协调模式，即肢体之间、肢体与感官间、动作与器材所表现的主客体间、动作及肌肉的工作方式和性质，并需要同时考虑时空、体能、感知觉3个影响因素[②]。根据篮球项目的技术特点和在动作完成中所表现出的协调能力特征，并结合前人的理论观点，研究者从内部结构提出了篮球运动员协调能力的5个构成要素，包括前庭感觉、本体感觉、视觉、听觉四大感官的感知能力及躯干和上下肢体间的协同配合能力[③]。此外，还有研究者通过分析难美性项群协调能力的表现特点，得出了该项群的6种协调能力，即对动作时空和动力性参数的调节与判断、动作节奏、动作配合、空间方位、平衡稳定、变换和连接（组合）动作能力[④]，并依据以上表现形式制定了协调能力的测量方法和综合评定标准，通过测试来检验协调能力的强弱及选择、制定相应的训练方案。

学者通过分析不同项目协调能力的构成，为进一步对项目的协调能力分类提供了依据。黄传兵和潘泰陶研究认为，足球项目的协调能力按肢体关系分为全身性、上下肢、左右下肢动作协调，按感知觉与运动器官的关系主要包括下肢动作与视觉、本体感觉、听觉之间的协调，依据其分类模式选择和设计足球项目的测试指标，并在理论研究的基础上，通过筛选、测试、分析验证，确立了5项协调能力测试指标作为所研究年龄段足球运动员的测量手段。依据田径技术协调能力所包含的要素，认为可划分为以下5种类别：①上下肢体间、左右侧肢体间、躯干与肢体间、身体整体动作的协调；②视听觉与肢体间的协调、本体感觉与肢体的空间定位协调、平衡的协调；③被动类动作的协调；④周期性位

① 黄传兵，潘泰陶. 足球运动员协调能力的理论研究[J]. 西安体育学院学报，2007，24（4）：92-95.

② 吕东江，许崇高. 田径技术动作协调能力的特征及其分类模式的初步研究[J]. 西安体育学院学报，2000，17（4）：29-31.

③ 杨磊，赵映辉. 篮球运动员协调能力理论分析[J]. 新乡学院学报（自然科学版），2011，28（2）：167-170.

④ 李芳. 难美性项群协调能力的测评方法[J]. 体育成人教育学刊，2013，29（1）：74-76.

移动作的协调；⑤粗放性（爆发性）协调[1]。在篮球协调能力分类中，杨磊依据已有研究对动作协调能力的分类和足球项目协调能力类别的划分，把篮球协调能力分为以下两大类：①依据肢体间的关系有上下肢体交叉型和不交叉型动作的协调、左右肢体动作的协调、全身动作的协调、躯干肢体的协调、跳跃和跑动时的协调；②依据运动时与感知觉器官的关系有视-动、听-动、本体感觉与动作、前庭感觉与动作等不同的协调类型[2]。

综上所述，研究者在对协调能力的概念和分类特征进行分析、综合的基础上，结合项目的技术动作特征和表现形式，得出了不同专项的协调能力指标和结构要素，并从宏观上对不同项目的协调能力特征做了描述，加深了我们对协调能力的认识，为进一步对协调能力进行定量评价奠定了基础，并为指标体系的构建提供了一定的依据，使不同项目的协调能力指标和研究具有了一定的理论前提。但是大多研究只是理论和经验的推导，即使经过验证的指标由于样本选择等局限，其指标的代表性、适用性还需要进一步验证。目前对协调能力的研究只停留在理论层面，还未形成具有普及性和广泛认可的评价指标，需要对不同项目的协调能力进行更深入的研究。

## 三、幼儿协调能力评价

### （一）国外幼儿协调能力评价研究

有些儿童在完成需要运动协调的任务时有特殊困难，但没有可识别的神经系统疾病、身体畸形或发育迟缓。1937 年，Orton 把这类动作协调困难的儿童称作"笨拙的"，此后也被标记为笨拙儿童综合征[3]、身体笨拙[4]。直到 1987 年，由美国精神病学会（American Psychological Association，APA）首次引入更确切

---

① 黄传兵，潘泰陶. 11～12 岁男子足球运动员协调能力测试方法与测试指标的研究[J]. 北京体育大学学报，2007，30（2）：284-286.

② 杨磊. 对篮球运动员协调能力的初步研究[J]. 宿州学院学报，2011，26（8）：89-91.

③ MEYERS G. The clumsy child: A study of developmental apraxia and agnostic ataxia[J]. American journal of diseases of children, 1977, 131(5): 600-601.

④ WALL A E.Physically awkward children: A motor development perspective[M]. New York: Theory and Research in Learning Disabilities, 1982: 253-268.

的名称——发育性协调障碍（Developmental Coordination Disorder，DCD）[①]。国外评估儿童发育在协调障碍比较常用的方法主要有以下 4 种。

### 1. BOTMP

BOTMP（the Bruininks-Oseretsky Test of Motor Proficiency，布鲁宁因克斯-奥泽利特斯基动作熟练度测验）是以美国 765 名 4.5～14 岁的正常发育儿童作为标准建立的关于粗大动作和精细动作的常模参照测验，主要应用于美国和加拿大，该测验可用于轻度和中度动作学习障碍儿童。BOTMP 有 2 个版本，完整版由 46 个项目组成，分为 8 个子项目：跑速和灵敏性、平衡、双侧协调、力量、上肢协调、反应速度、视觉动作控制、上肢速度和灵巧性。简化版（BOTMP-SF）包括 14 个指定项目，其效度和信度除了手册中的描述，也有研究对其进行了评估。Moore 等使用简化版问卷通过测试 32 名 5 岁儿童，分别间隔 1 周测试后报告了 0.76 的重测信度，子项目测试的可靠性得分为 0～0.76，平均相关系数为 0.39，在双侧协调子项目测试中，有 2 次报告了 0 相关。这项研究的结果表明，BOTMP 的项目不能区分精细运动和粗大运动，仅是对一般动作技能的评价方法[②]。BOTMP 的结构效度也受到质疑，因为因子分析结果不支持假设的粗大动作和精细动作分组。有研究者建议对手册进行修改，以便对测试结果进行更适当的解释，如果不修改，使用此手册对儿童的评估结果将是非常值得怀疑的。

第二版 BOTMP-2（简称 BOT-2）于 2005 年被修订、出版，适合年龄为 4～21 岁。BOT-2 由 8 个子测试的 53 个项目组成，在测评中，项目的难度随着年龄标准逐渐递增。年龄标准分组在学龄前每隔 4 个月一组、学龄儿童间隔 6 个月一个年龄组、14 岁以上青少年的年龄组间隔为 1 年，评分标准按性别分组[③]。Kadi 等通过对简化版研究发现，BOT-2 子测验中的大多数项目与其子测验总成绩显著相关。虽然在 BOT-2 简化版中包括的一些项目也与分测验总成绩显著相关，但有些项目相关度

① SUSANNA M K, CHOW S E, HENDERSON A L, et al.. The movement assessment battery for children: A comparison of 4-year-old to 6-year-old children from Hong Kong and the United States[J]. The American journal of occupational therapy, 2001, 1(55): 55-61.

② MOORE J B, REEVE T G, BOAN T.Reliability of the short form of the bruininks-oseretsky test of motor proficiency with five-year-old children[J]. Perceptual & motor skills, 2016,62(1): 223-226.

③ BRUININKS R H, BRUININKS B O. Bruininks-Oseretsky test of motor proficiency[M]. 2nd ed. Minneapolis, MN: NCS Pearson, 2005: 57.

不是很高。因此，有必要选择不同的年龄和较大的样本进行进一步的研究[①]。

简化版 BOTMP-SF（BOTMP Short-Form）已在研究中被广泛应用并具有潜在的应用前景，但其有效性还未被专业的研究人员证实。运用 BOTMP-SF 对 2058 名儿童进行测试，由儿科职业治疗师使用 MABC 和 BOTMP-SF 进行进一步评估，结果显示当 MABC 的临床评估存在局限时，BOTMP-SF 似乎是一种合理的病例识别替代方案，但仍需要进一步的研究来检查简化版的灵敏度和特异性。因此，简化版的信效度较好，但综合证据水平不如 MABC[②]。

2. MABC[③]

MABC（the Movement Assessment Battery for Children，儿童运动协调能力评估量表）是由 2 个独立的研究小组开发的，由 2 个部分组成，包括运动表现测试（MABC Performance Test）和检查表（MABC Checklist）。

MABC Performance Test 的测试部分于 1966 年开发并首先在 1968 年作为测试运动损伤（Test of Motor Impairment，TOMI）量表发表，专门用来识别异常或受损的性能，并没有提供关于儿童整体运动能力的信息。1984 年，亨德森修订版（TOMI-H）发布，增加了行为检查表和定性信息记录部分，行为检查表允许测试者记录可能影响测试成绩的儿童的行为品质。1992 年发布的 MABC 包含与 TOMI-H 相同的项目，并重新测试 1234 名 4～12 岁儿童的数据，修改了评分标准和对任务的描述。测试目的是识别和筛选、干预计划、程序评估，以及作为评估儿童运动障碍危险的一个研究工具。MABC 是一个标准参照测试，包括 32 项任务，分为 4 个年龄组：4～6 岁、7～8 岁、9～10 岁、11～12 岁。每个年龄组的任务是一致的，随着年龄的增长难度逐级增加。测试分为 3 个部分：操作技巧、球的技能、静态和动态平衡。每个测试项目都有相应的说明，包括装备设置、任务描述、演示、实践、正式试验和记录。测试完成后，计算项目总得分，考试成绩越高，损伤程度越高。但文献回顾显示，自出版后，MABC 没有有关的信效度检验的研

① KADI C, ASHLEY G, KAYLIE M, et al.. Test items in the complete and short forms of the BOT-2 that contribute substantially to motor performance assessments in typically developing children 6-10 years of age[J].Physical therapy faculty publications, 2014, 2(7): 31-43.

② 张红，朱小烽. 儿童发展性协调障碍与运动干预研究进展[J]. 中国全科医学，2016，19（33）：4142-4146.

③ HENDERSON S E, SUGDEN D A. Movement assessment battery for children[M]. Kent, UK: The Tpsychological Corporation Builders, 1992: 1984-1996.

究报告，手册中报告的可靠性和有效性研究主要还是基于 TOMI 测试，但从 TOMI 到 M-ABC 的修订中评分系统已经发生了显著变化，这样的可靠性和有效性界定是没有任何依据的。

MABC Checklist 源自为 5~11 岁儿童设计的运动能力检查表（Motor Competence Checklist，MCC）。作者指出，MABC 检查表可用于对有运动障碍儿童的课堂筛选和评价，由教师或其他专业人士完成，以评估儿童在日常情况下如何进行运动活动，以及儿童对运动任务的感受，其标准是基于 298 名 6~10 岁正常发育儿童的数据建立的。根据 Gentile 的任务分类法将检查表分为 4 个动作部分和 1 个行为部分，其中动作部分包括儿童静止/环境稳定、儿童移动/环境稳定、儿童静止/环境改变、儿童和环境改变，包含 48 个项目，每个项目得分为 4 个等级：0（非常好）、1（可以）、2（差不多）、3（不接近）。手册提供了对应第 5 和第 15 百分位数的标准分数。作者建议，分数低于第 5 百分位数代表严重的运动问题，而低于第 15 百分位数表现出显著的运动障碍。行为部分由 12 个可能影响运动表现的行为特征组成，如胆怯、过度活跃、被动和恐惧等，3 个等级得分为 0（很少）、1（偶尔）、2（经常）。在 MABC 出版后，Checklist 和 Performance Test 不能对同一组儿童进行识别，因此研究不支持 Checklist 作为有效的判别性工具。

修订后的 MABC-2 使用更具有代表性的大样本测试建立了标准化考核表，是评估儿童运动能力的重要工具。MABC-2 旨在识别和描述 3~16 岁儿童和青少年的运动障碍，并成为临床和科研评定发育协调障碍的权威工具。MABC-2 在美国、英国等国家作为诊断发育协调障碍的"金标准"。MABC-2 包括 4 个新项目，把某些年龄段进行了合并，新测试标准包含 3~6 岁和 11~16 岁 2 个年龄段，以及 1 个辅助评分解释系统，检查表经过重新组织后项目总数减少为 30 个。

MABC-2 的主要缺点是缺乏可靠性和有效性的证据，测试手册中报告的可靠性和有效性研究的质量、全面性和严谨性都是可变的。有研究指出考虑到 MABC-2 的优缺点，它似乎是一个有用的临床工具，然而，在进一步的可靠性和有效性研究完成之前，临床治疗师应谨慎对待 MABC-2 测试结果。金华通过对江苏省的大样本调查，对 MABC-2 进行了本土化研究，建立了学龄前阶段的 MABC-C 常模及标准[1]。

---

① 金华. 学龄前儿童发育性协调障碍的研究[D]. 苏州：苏州大学，2015.

3. PDMS[①]

1983 年版的 PDMS（Peabody Developmental Motor Scales，Peabody 运动发育评价量表）是一个可参考的标准和规范，通过 617 名 0~83 个月正常发育儿童的数据建立了标准。PDMS 开发的目的是评估儿童的技能发展水平，以提供改进的建议与对策。作者声明 PDMS 可以作为诊断和筛选患有运动延迟风险的儿童及身体残疾儿童的工具。国内引进的 PDMS-2 中文版于 2006 年由北京大学医学出版社出版。PDMS 已被广泛应用于多个国家评估儿童的运动发育，也被应用在康复医学、儿童保健等多个领域，能够全面评估 0~6 岁幼儿的运动发育[②]。

PDMS 由粗大动作（Gross Motor，GM）和精细动作（Fine Motor，FM）评测组成，可以分开管理和评分。粗大动作量表由 170 个项目修订为 151 项，分为 17 个年龄组，由反应、平衡、静止、移动、接和推 5 类运动技能组成。精细动作量表包括测试抓握、手的使用、手眼协调和操作的灵巧性 4 类运动技能，包括 98 项测试项目[③]，每项都采用 3 级评分系统：0=不能或不尝试该项目，或者尝试了非测试项目的动作；1=表现了类似测试项目的动作，但不完全符合规格标准；2=按手册中的标准执行项目。作者公布的评分者信度相关系数为 0.96~0.98，重测信度为 0.82~0.94。研究者对其信度和效度在不同人群间进行了检验，证明存在良好的相关性，Hartingsveldt 等证实了 PDMS-FM-2 拥有良好的重测信度和评分者信度[④]。Schmidt 等对 33 名 4~5 岁儿童 PDMS-GM 量表的信度进行了研究，研究结果显示接、推和非运动技能类别没有表现出良好的可靠性[⑤]。Palisano 的研究验证

① FOLIO M R, FEWELL R R. Peabody developmental motor scales and activity cards[M]. Allen: DLM Teaching Resources, 1983: 1.

② FOLIO M R, FEWELL R R. Peabody 运动发育量表（上册）[M]. 2 版. 李明，黄真，译. 北京：北京大学医学出版社，2006：11-18.

③ 王素娟，李惠，杨红，等. Peabody 运动发育量表[J]. 中国康复理论与实践，2006，12（2）：181-182.

④ VAN HARTINGSVELDT M J, CUP E H, OOSTENDORP R A. Reliability and validity of the fine motor scale of the Peabody developmental motor scales-2[J]. Occupational therapy international, 2005, 12(1): 1-13.

⑤ SCHMIDT L, WESTCOTT S, CROWE T. Interrater reliability of the gross motor scale of the Peabody developmental motor scales with 4- and 5-year-old children[J]. Pediatric physical therapy, 1993(5): 169-175.

了与贝利婴儿发展量表的同步效度，Palisano 和他的同事认为，PDMS 的粗大运动测试标准可被用作全球动作发展变化的测量标准[①]。

我国学者通过对脑性瘫痪儿童粗大运动功能水平的评估，分别运用了GMFM-88 和 PDMS-2 2 种测试工具，结果显示 2 个测试结果具有高度相关性，但PDMS 量表以美国儿童为常模，因而其对我国儿童的适用性有待进一步验证[②]。杨红等对 PDMS-2 中文版的信度和效度进行了研究，结果显示其重测信度和评分者信度较高，并与 BSID-Ⅱ 之间在各项原始得分中具有良好的平行效度，从而为在国内使用 PDMS 对高危儿随访和早期康复评价提供了理论保证[③]。

4. TGMD[④]

TGMD（Test of Gross Motor Development，粗大动作发展测试）的标准数据由 Ulrich 博士在 1985 年开发并建立，2000 年经过修订出版 TGMD-2，样本由美国 909 名 3 ~ 10 岁儿童组成。TGMD 是为了评估 3 ~ 10 岁儿童的运动技能，制定可以被各种专业人士使用的标准和测验参照，它强调的是动作技能的序列组成，而不是动作表现的结果。测试目的是识别和筛选、设计教学程序，是进行进度评估和研究的工具。李静等对 TGMD-2 进行了信度和效度检验，结果显示该量表可以评估我国 3 ~ 10 岁儿童的运动技能[⑤⑥]。TGMD 由 12 个基本动作性技能组成，分为移动性技能和物体控制 2 个子测试。移动性技能子测试为跑步、跨跳、单脚跳、立定跳、水平跳跃、前滑步和侧滑步。物体控制子测试为地滚球、击球、原地拍球、接球、踢球和上手投球。每项动作技能有 3 ~ 4 个可观察的标准，每项测试 3 次，分别给予 0 ~ 1 分，标准是基于动作发展资料和专家对内容的共识而形成的比较典型的动作模式，手册中不仅报告了效度，还对此评价工具进行了检验。

① PALISANO R.Concurrent and predictive validities of the Bayley motor scale and the Peabody developmental motor scales[J]. Physical therapy, 1986(66): 1714-1719.

② 李卓，席宇诚，黄真. PDMS-2 运动发育量表与 Gesell 儿童发育量表一致性研究[J]. 中国康复医学杂志，2008，23（12）：1071-1073.

③ 杨红，史惟，王素娟，等. Peabody 运动发育量表在婴幼儿评估中的信度和效度研究[J]. 中国儿童保健杂志，2010，18（2）：121-123.

④ ULRICH D A. Test of gross motor development[M]. Austin, TX: PRO-ED, 1985: 4.

⑤ 李静，梁国力. 大肌肉群发展测试（TGMD-2）研究[J]. 中国体育科技，2005，41（2）：105-107.

⑥ 李静，马红霞. 儿童动作发展测试（TGMD-2）信度和效度的研究[J]. 体育学刊，2007，14（3）：37-40.

随后 Ulrich 博士根据对 TGMD-2 使用的反馈修订形成 TGMD-3，多个国家对第 3 版进行了不同文化背景下（美国、巴西、西班牙）的检验，结果均表现出良好的信效度。宁科等在研究幼儿基本动作发展与感知身体能力的关系中，发现 TGMD-3 的信度和效度较好[①]；我国学者通过对上海市儿童的测试，建立了 TGMD 的上海市常模，通过对第 3 版进行信效度检验，认为该量表的难度和区分度较好，信度和效度适宜，可以作为评价我国儿童基本动作技能发展的标准[②]。

以上 4 种评估方法，综合起来看，尽管 BOTMP 对儿童动作技能是一种行之有效的测量工具，在体育教学中得到了广泛的应用，但在测试时要考虑项目的可靠性、有效性和临床实用性，并且虽然 Bruininks 指出 BOTMP 可以用于患有学习障碍的儿童，但还要考虑测试包含可能对认知障碍儿童来说理解起来比较困难的项目。修订的 MABC 评分系统的可靠性并没有得到很好的评价，测试者必须意识到测试工具的限制，而不是假定所有公布的测量工具的心理特性已经被严格评估。PDMS-2 中文版显示了良好的重测信度和评分者信度，为在国内使用 PDMS 对高危儿随访和早期健康评价提供了理论保证。TGMD 是一种实用的工具，可辅助用于教学方案的规划，然而对于一般运动迟缓的年幼儿童来说，它可能具有局限性，因为项目的许多标准对于正常发育的 3～4 岁儿童也较难获得成绩。

因此，每种测试工具都具有局限性和自身特征，研究幼儿协调能力可以选择任何一种标准化评估工具，但要保证工具的可靠性和有效性，选用时需要仔细比较和分析它们的长处及短处，通过选择最佳的测试方法达到测试目的，最终对测试结果的全面理解还需要进行专业的解释。国外评价工具为我国幼儿协调能力评价研究提供了重要的理论依据和实践支持，需要充分理解和借鉴测试工具的优点，结合我国幼儿实际制定符合本国国情的幼儿协调能力评价工具，为幼儿的健康发展提供练习和评价的方向。

（二）国内幼儿协调能力评价研究

我国学者对幼儿协调能力评价的研究主要集中于通过测试项目和指标进行的实证研究，研究者从不同角度进行了指标的筛选和标准的建立，为后续的研究提

---

① 宁科，沈信生，邵晓军. 3～6 岁幼儿移动性动作发展与感知身体能力关系的实证研究[J]. 北京体育大学学报，2016，39（12）：74-81.

② 刁玉翠，董翠香，李静. 大肌肉动作发展测验上海市常模的建立[J]. 中国体育科技，2018，54（2）：98-104.

供了重要的理论依据与实践依据。

徐政对幼儿协调能力进行了研究，构建了 3 个层次、11 个因子的我国儿童动作协调能力框架结构[①]（表 1-5），并采用定性分析法把 15 项测验合并为 2 类指标，一类为视、动觉协调配合完成简单动作的协调能力，另一类为感知觉与身体协调配合完成复杂动作的能力。通过对指标的成套测试，本书认为测试能够反映儿童整体的协调能力发展水平。这是我国最早对儿童协调能力进行测量、分类的研究，虽然在分类方法、样本选取上还不完善，但对后面进一步的深化研究具有重要的指导、借鉴意义。在其之后的研究中通过对 7～12 岁儿童采用创编的由 9 个指标组成的成套测试制定了包含 5 个等级的评价标准，并进行了检验，找到了可以作为定量评价这一群体协调能力的依据。

表 1-5　我国儿童动作协调能力框架结构

| 层次 | 因子 |
| --- | --- |
| 完成动作的条件、支配动作的关系 | 徒手自主、徒手被动<br>器械操作自主、器械操作被动 |
| 身体各部位及各器官 | 左右上下肢、人体各部位<br>视觉-身体、听觉-身体、动觉-身体 |
| 时间空间表现的特征 | 定向平衡节奏准确<br>快速灵巧一致省力 |

白爱宝在进行大量实证研究的基础上，建立了幼儿发展评价体系，包括健康与动作发展、认知与语言发展、幼儿品德与社会性、习惯与自主能力 4 个领域[②]。在健康与动作发展领域按参与动作的肌肉类型划分，制定了包含 3 个等级的评价标准，充实了动作评价理论，能够指导幼儿园更科学地开展活动。由于此研究是对幼儿发展的综合评价，所以在评价的内容和维度上具有局限性，不能完全地涵盖这一时期动作的发展，更缺乏对幼儿协调能力的全面的、深入的评价研究。

在对 3～6 岁幼儿进行协调能力评价的研究中，崔冬雪等通过专家访谈法、德尔菲法等方法，确立了头顶击掌、左右开合跳等 10 项 3～6 岁幼儿协调能力的评

① 徐政. 儿童动作协调能力测量方法及指标体系的研究[J]. 西安体育学院学报, 1997, 14（3）: 16-21.
② 白爱宝. 幼儿发展评价手册[M]. 北京: 教育科学出版社, 1999: 38.

价指标，并通过测试验证了指标的可靠性及对各组的鉴别能力[①]。王建华等选取了10 项评价指标在河北省部分幼儿园进行测试，为 3～6 岁幼儿确立了协调能力的评价指标，评价动作以肢体间的协调为划分依据，并为各年龄组制定了评分标准，通过对国民体质测试——双脚连续跳的相关分析，认为该标准能够对幼儿协调能力进行有效的鉴别[②]。张云依据我国学者许崇高等构建的协调能力结构框架并结合专家咨询和文献等编制了包含 12 项测试指标的 3～6 岁幼儿协调能力评价的测试方法，并通过了信度和效度检验；指出同年龄段的协调能力不存在性别的差异，不同年龄段的同性幼儿之间存在显著性差异；通过分析各指标的增长率得出各年龄段不同类型动作协调发展的突增期；这一规律的掌握将有助于我们抓住协调动作发展的影响因素，便于对各年龄段实施有效的动作安排和指导，对合理安排活动具有重要意义[③]。以上研究的指标以幼儿的现有动作模式为基础进行筛选，具有较高的代表性和可行性，对评价幼儿的基本动作协调能力具有较大的借鉴意义。但所选样本为特定地区，因此样本的代表性不足，不能涵盖总体，并且由于所选择的评价指标的依据不同，结果必然具有较大的差异性。因此，需要选择更具有代表性的依据对指标进行界定，使评价更具有科学性和准确性。

林辉杰通过研究设计了双手交替拉绳、连续转换体位、往返横跨测试来反映中小学生的协调能力，并研发了各自的自动化测试仪器和评价标准，他认为，这3 种测试方法分别对小学低年级、高年级和中学生的协调能力评价具有较高的应用价值[④]。运用自动化的测试仪器简化了测试过程并减少了操作误差，但对中小学生协调能力的代表性评价指标的选择较困难，目前还没有能够全面反映协调能力的单一指标。

我国学者刁玉翠等通过对儿童动作技能的分析，编制了 3～10 岁儿童基本动作技能发展的测试工具，其分测验包含位移、操控、稳定动作技能 3 个维度的 13

① 崔冬雪，王建华，邹广楠，等. 3～6 岁幼儿动作协调能力评价指标的研制[J]. 石家庄学院学报，2016，18（3）：97-105.

② 王建华，崔冬雪，杨雅清，等. 3～6 岁幼儿动作协调能力评价标准的研制[J]. 南京体育学院学报（自然科学版），2016，15（2）：24-30.

③ 张云. 3～6 岁儿童动作协调能力测试方法与发展特征问题的探讨[J]. 西安体育学院学报，2010，27（5）：603-606，626.

④ 林辉杰. 我国中、小学生动作协调能力测试方法与评定标准研究[J]. 体育科技，2016，37（5）：148-151，153.

个动作，信度和效度检验较好，并制定了上海市常模，指出其可以作为评价我国儿童基本动作技能发展的工具[①]。测试工具为对动作技能的过程性评价，把握好这一手段能够更准确地识别儿童动作的发展状况，由于对动作标准的把握需要全面了解动作技能的发展序列及特征，目前我国幼儿园教师的体育素养还没有达到特定的水平，所以此工具实施较困难且会因评价者的不同而出现较大的结果差异，由此测试工具在幼儿园的执行存在一定的局限性。

此外，研究者运用了连续相对时相法和向量分析法对 3～6 岁幼儿的"走""跑""跳"动作进行分析，通过 3 种动作过程中的肘—肩、肩—髋、髋—膝、膝—踝时相差角，探索了 3 种动作协调能力发展的内在规律及年龄、性别对协调能力发展的影响，为进一步了解幼儿的基本动作能力提供了理论支持。侯斌和于新对 7～19 岁学生的下肢协调能力进行了动态分析，认为小学阶段的下肢协调能力处于向对称协调转变时期，13 岁时两腿交替动作达到了最大的速度值，应注意在 7 岁后安排发展四肢交替的成对性动作内容，$\Delta K$ 公式可以作为单个动作或交叉性的动作协调性的动态评价指标[②]。代新通过对长沙市 7 岁儿童 6 项协调性指标的测试，得出城镇儿童协调能力在听觉、上下肢和精细动作协调方面优于乡村，其协调能力与家长的教育程度和对体育活动的态度具有相关性，因此建议在早期对幼儿进行相应的干预，并重视幼儿体育活动的多元化[③]。

总之，对幼儿协调能力评价本身具有定性和定量的特点，更具有动态变化的特征，指标的评价也因不同的年龄段、项目、时代发展和科研水平进步而不断地变化。通过分析现有文献，在选择幼儿协调能力评价的维度和指标上均需要进一步的补充和完善，使其更适合这一群体的特征，现有研究的局限与不足也显示了对这一领域研究的必要性。

综上所述，幼儿期、儿童期是发展协调能力的敏感期和关键阶段，由于其对幼儿动作技能的发展及在心理、生活等各方面有重要的影响，如何使其发展成为研究的重要关注点，怎样评估各年龄段的发展水平、评价哪些方面也成为促进其发展的重要保障。评价是促进动作协调发展的重要组成部分，国内外都认识到协

① 刁玉翠，董翠香，李静. 大肌肉动作发展测验上海市常模的建立[J]. 中国体育科技，2018，54（2）：98-104.

② 侯斌，于新. 对儿童少年下肢活动协调能力的动态研究[J]. 华中师范大学学报（自然科学版），2003，37（4）：580-582，594.

③ 代新. 婴幼儿时期运动经历与儿童动作协调能力发展的相关性研究[D]. 长沙：湖南师范大学，2014.

调能力评价在技能学习中的作用，分别从定量、定性等多方面，运用不同的测量手段对不同地区、年龄儿童的协调能力评价指标进行了研究，对提高儿童的协调能力具有指导和借鉴作用。目前研究中对幼儿活动进行的评价主要集中在运用不同的测试方法对练习效果的评估，国外的评估工具在康复、医疗等领域应用广泛。我国也引入并进行了中文版的验证，因为各评估工具的优缺点及地域、文化等方面的差异，其有一定的局限性和不完整性，不能够全面体现幼儿的动作能力和我国幼儿的活动现状，对协调能力的评估缺乏针对性和全面性及易操作性，在学前幼儿中难以普及。基本动作技能是儿童全面发展的基础和前提，需要进行严密的理论论证和实践检验，围绕基本动作技能进行指标的选取，开发有效的评价工具，制定针对我国幼儿、儿童常模的评价指标和标准。因此，借鉴国内外动作技能及协调能力的评价方法，通过探讨我国幼儿基本动作的发展模式及规律，开发适合我国幼儿的协调能力评价工具，在教学内容的选择、课程的设计和评价等方面，可为幼儿教师及家长、社会提供更科学、更准确的参考。

## 四、幼儿动作发展

### （一）国外幼儿动作发展

1. 幼儿动作发展模型

依据幼儿动作发展的规律和特点，研究者建立了不同的模型来解释动作发展的过程和结果，其中最早的模型为 Seefeldt 和 Haubenstricker 提出的类似梯形的模型，称为动作技能的发展序列模型（Sequential Progression in the Achievement of Motor Proficiency）[1]。在该模型中，以反射动作为基础，基本动作是基于反射动作而广泛发展的。Seefeldt 和 Haubenstricker 认为，动作技能水平很难达到模型的最高级水平，除非各种基本动作技能都得到了应有的发展，这种现象被称为熟练障碍（Proficiency Barrier）。该模型建议在儿童的早中期加强基本动作技能的练习，在获取和改变技能的途径与方法上没有进行具体分析。

Clark 和 Metcalf 的动作发展山峰模型（the Motor Development Mountain）[2]将

① SEEFELDT V, HAUBENSTRICKER J. Patterns, phases, or stages: An analytical model for the study of development movement[M]. New York: John Wiley&Sons, Ltd., 1982: 309-318.

② CLARK J E, METCALF J S. Motor development: Research and reviews[M]. Reston: NASPE Pulications, 2002: 163-190.

人一生中动作技能的发展以非线性的方式组织起来,包括动作发展的过程和结果。为了达到自身动作技能的最大水平,需要在过程中不断地完善和发展,但其结果因受到个体约束的影响而表现出因人而异的特点。该模型指出年龄不是动作技能发展的决定因素,个体的经验是主要影响的来源。

Gallahue 把儿童动作的发展以年龄为顺序归纳为一个三角的形状,从图 1-3 中可得到 3 个信息:动作发展变化的持续性、年龄的相关性、不可逆转的顺序性和积累性[①]。从早期的反射动作到专门性技能动作,形成相辅相成的链条,前一个动作的发展是后一个动作的基础。动作发展可以分为大肌肉群和精细肌肉群 2 个部分,由图 1-3 可知,2～7 岁是基础动作如走、跑、跳、攀、爬等大肌肉群发展的关键时期,因此,此时期应重点练习大肌肉群的动作。

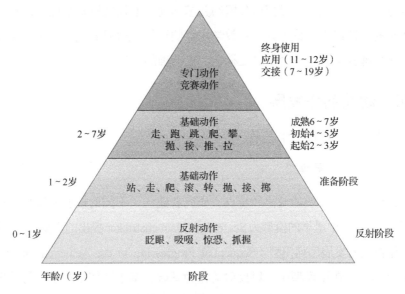

**图 1-3　动作发展的阶段和时期(修改自 Gallahue)**

Gallahue 和 Ozmun 用时钟沙漏描述了动作的发展过程,落到沙漏中的沙子代表影响动作发展的环境和遗传因素,沙子随着时间逐一落到沙漏底部代表了人在一生中动作发展的各阶段,从反射动作到准备阶段的基础动作,然后经过起始、初始、成熟 3 个阶段形成基础动作,并进入专门动作阶段,还解释了在青年后期和成年早期的沙子倒置回流现象。因为工作、家庭等外界环境的影响,在学习新

---

① GALLAHUE D.Understanding motor development in children[M]. New York: John Wiley and Sons, 1982: 56.

技能时已掌握的动作技能受到限制，但没有解释倒置的过程①。

总之，研究者用建立模型的方式体现了人类动作发展的阶段和内容，虽然各模型的关注点各有侧重，但都反映了动作发展的方向性，便于我们更好地认识和把握各个阶段的动作特征以实施教学，为进一步的深入研究提供基础。

2. 幼儿动作发展

国外动作发展研究已经开展了30余年，美国等发表很多有关人类动作发展的研究文献。大肌肉群是幼儿体育活动重点发展的内容，是运动技能发展的基础，如果在关键期得不到相应的刺激和强化，动作发展产生障碍，将对终身运动的参与造成难以弥补的损害。有研究显示，动作缺陷会造成心理、自我意识、合作等方面的问题，进而影响幼儿的成长及社会化过程。Gallahue 认为，导致成年后运动能力低下的原因是基础动作时期缺乏必要的条件刺激，没有使其获得应有的发展。对幼儿活动的设计如果不符合人类动作发展的规律而进行提前开发或拖后发展，将影响人的一生②。

菲利斯·卫卡特指出许多人无法做出简单的动作，无法跟随音乐节拍走路和动作，原因是缺乏早期的动作经验。为了协助3~5岁幼儿发展动作技巧，他提出了8项核心身体动作经验，认为这8项核心身体动作经验是支持幼儿整体动作技巧发展的基石，并把这8项核心身体动作经验分为3类(图1-4)：动作活动(Movement Activities)、叙述活动(Resenting Activities)、延伸活动(Extending Activities)③，此种分类方法在教学中有利于发展幼儿的核心经验和动作的协调能力。

动作发展序列是指特定生理年龄阶段儿童完成基本动作技能时所表现出的典型特征，是常模（70%以上）的特征表现。人类的动作发展以生理年龄为轴划分阶段，由于个体差异及所处环境等因素的约束，其发展的顺序并不完全相同，具有序列性和个体差异性并具有一定的方向性④，是一个可以预测多数人的动作发展

①　GALLAHUE D A, OZMUN J C, GOODWAY J O. Understanding motor development: Infants, children, adolescents, adults[M]. New York: McGraw-Hill, 2005:49.

②　GALLAHUE D L. Understanding motor development in children[M]. New York: John Wiley and Sons, 1982:30.

③　菲利斯·卫卡特. 动作教学——幼儿核心的动作经验[M]. 林翠湄，译. 南京：南京师范大学出版社，2006：14.

④　王兴泽，黄永飞，谢东北，等. 动作发展序列理论及体育教学案例分析[J]. 北京体育大学学报，2014, 37 (3)：98-106.

程序，在进行具体的活动时应密切观察幼儿的独特性，以免造成消极的情绪体验。

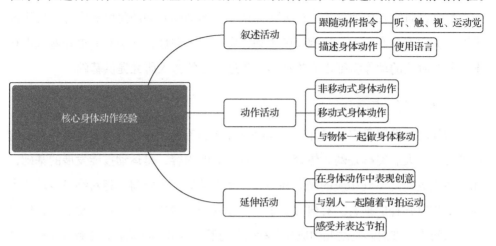

**图1-4  8项核心身体动作经验分类图（改编自菲利斯·卫卡特①）**

幼儿期主要发展基本运动技能和参与各种游戏和活动的整体适应能力，需要通过非正式游戏和有目的的运动技能教学而习得，其中基本动作技能包括跑步、平衡、跳跃、躲避、滑行、摔倒、投掷及一系列组合技能。幼儿参与过的所有运动，如田径、体操、游泳等，对获得基本运动技能都有价值，能够激活用于发展早期基本动作的技能。幼儿会跑，就可以玩贴标签游戏，参与足球、篮球、曲棍球、飞盘、铁人三项、网球等项目；如果平衡能力好，就更容易参与体操、自行车、单板滑雪等项目；如果会游泳，将会很快适应浮潜、皮划艇、水球、冲浪、跳水、划船等项目。学术研究也表明幼儿基本动作技能的发展，以及后期向更复杂技能的过渡部分取决于早期的经验、参与新运动经验的机会及早期指导和学习实践的质量。因此，基本动作技能的发展与提高将有助于个体后期更好、更快地选择和参与喜欢的运动项目，提高活动参与水平和体育素养。

儿童多项基本动作技能发展窗口期为2~8岁，不成熟的动作技能开始出现在1.5岁左右，5岁后形成比较成熟的基本动作技能。因此，幼儿需要通过外界"干预"帮助他们发展基本技能，从而为达到成熟技能做好铺垫，满足其在体育和其他活动中运动能力的需求。

---

① 菲利斯·卫卡特. 动作教学——幼儿核心的动作经验[M]. 林翠湄，译. 南京：南京师范大学出版社，2006：16.

### （二）国内幼儿动作发展

我国的动作发展研究起步较晚，高等院校体育教育专业中动作科学等学科的知识体系欠缺是长期以来存在的问题。作为一个合格的体育教师，要在教学实践中"以学生发展为中心"，仅靠经验知识是不够的，必须具备发展科学、动作科学的基础知识和体育学科的专业知识，只有拥有动作发展知识的教师才能精确地把握终身的教育视角，并以发展为核心科学合理地设计教学方案及评价措施。

#### 1. 动作发展理论应用于幼儿教育与体育

动作发展理论是幼儿教育和发展的重要基础。董奇和淘沙从发展心理学、教育心理学、神经科学等多学科整合的视角出发，揭示了个体动作与认知发展、社会性发展的关系，有助于深入认识个体发展机制、解决个体发展和素质教育中的重要现实问题，对儿童的个体教育和发展具有促进作用[①]。张莹从动作发展的理论视角，对幼儿体育活动内容的选择进行了理论分析和实证研究，在内容的选择上做了比较全面的论述，其认为，选择内容要基于原有动作储备和水平、选择合理的身体素质组合、合理配置负荷强度、重视优化练习的物质环境和精神环境、结合项目的基本动作练习等，并为幼儿体育内容的设计提出了参考性建议[②]。周兴生等以动作技能教育目标为依据，结合幼儿身心发育特征、动作技能形成理论和动作教育中的核心动作经验理论，构建出 3～6 岁儿童动作教育中核心动作经验内容体系框架（图 1-5），并进行了实验验证，为幼儿早期的动作技能教育和幼儿课程体系的设置提供了参考[③]。王兴泽通过对动作发展规律的研究，得出了不同年龄阶段学龄期儿童的典型动作特征，指出个体动作表现受到个体身体赋使特征、环境条件和技能的力学特征的约束及影响（图 1-6），个体的动作表现水平与年龄有关，但年龄不是决定因素。因此，动作发展作为幼儿动作技能形成的理论依据，在理论指导、动作规律、练习实践、核心动作经验形成等方面都起到了关键作用[④]。

① 董奇，淘沙. 动作与心理发展[M]. 北京：北京师范大学出版社，2004：179.

② 张莹. 动作发展视角下的幼儿体育活动内容实证研究[J]. 北京体育大学学报，2012，35（3）：133-140，145.

③ 周兴生，周毅，刘亚举. 构建 3～6 岁儿童动作教育中核心动作经验内容体系的研究[J]. 广州体育学院学报，2016，36（3）：113-116.

④ 王兴泽. 人类动作发展视野下的体育与健康课程标准研究[M]. 北京：北京体育大学出版社，2017：10.

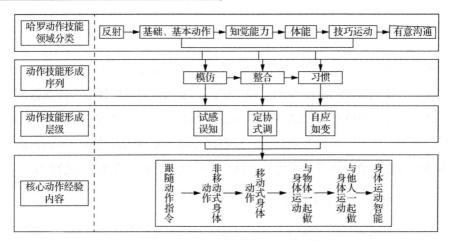

**图 1-5　3~6 岁儿童动作教育中核心动作经验内容体系框架**

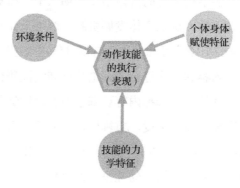

**图 1-6　影响个体动作技能执行的因素**

2. 动作发展理论应用于幼儿大肌肉群发展

周喆啸通过对动作发展及功能性训练的分析研究,建立了 3~6 岁幼儿身体功能性动作体系,在反射和基本动作技能之间增加了功能性动作模式、动作模式、功能性动作技能 3 个方面的动作,构建了动作发展金字塔模型(图 1-7)[①]。研究从功能性训练的角度理解幼儿动作的发展,认为动作模式是构成动作的最基本单位,是反射和基本动作之间的过渡环节,只有在熟练掌握了多种动作模式的基础上才能进行基本动作技能的学习。功能性动作模式是以关节为核心所表现出的功能,如屈伸、外展内收等;动作模式构成了基本动作技能的主要内容,若干个动作模式在不同运动平面内的组合形成某种基本动作技能,如抛球动作中上肢的推、拉动作

---

① 周喆啸. 3~6 岁幼儿身体功能性动作体系的构建与实证研究[D]. 石家庄:河北师范大学,2017.

模式；功能性动作技能指多种动作模式在多关节、多平面内的运动，并考虑运动轴的数量而区分为稳定主导和灵活主导 2 种类型，以预防关节的过度运动。吴升扣等运用韵律性身体活动对幼儿的粗大动作进行干预研究，结果显示在提高平衡动作和幼儿粗大动作发展水平方面优于一般性的韵律性身体活动，并验证了韵律性身体活动能够促进 3～6 岁感觉统合失调的幼儿的粗大动作发展水平[①]；通过调查韵律性身体活动在幼儿园的开展和设计情况，发现幼儿园对这一类身体活动的需求量大，但在设计中不能准确把握幼儿的发展特征选择动作，因此需要教师不断地学习有关知识，提升设计能力。文蕊香等研究显示 3～6 岁幼儿粗大动作发展水平随着年龄的增长而提高，因此，应依据粗大动作发展的年龄、性别特征进行差异化教学[②]。杨硕等的研究证明 3～6 岁幼儿的粗大动作发展与执行功能具有相关关系[③]。

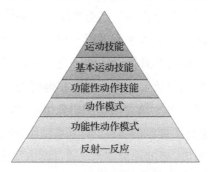

**图1-7 3～6岁幼儿身体功能性动作发展金字塔模型**

在幼儿粗大动作研究中，把功能训练、韵律性身体活动等融入动作的发展序列中对幼儿粗大动作发展进行了研究，并进行了实证研究，从更微观的视角丰富了幼儿动作理论，充实了学前教育和体育院校相关专业的理论及方法，为幼儿教师的教学提供了新的思路。但身体功能训练是众多练习方法中的一个新的视角，幼儿教师的知识结构有限，其理论需要解剖、生理学的知识基础，因此，在适用人群中具有局限性。此外，粗大动作与执行功能具有相关关系，在幼儿实践活动中，主要以"游戏"的形式运动，若从单一动作形式、概念开始学习，会造成幼

① 吴升扣，姜桂萍，刘威彤，等. 韵律性身体活动促进 3～6 岁感觉统合失调幼儿粗大动作发展水平的实证研究[J]. 天津体育学院学报，2015，30（4）：317-320，363.

② 文蕊香，姜桂萍，赵盼超，等. 3～6 岁幼儿粗大动作发展特征研究[J]. 中国儿童保健杂志，2021，29（10）：1072-1076.

③ 杨硕，李亚梦，付若凡，等. 3～6 岁幼儿粗大动作与执行功能发展特点及关系研究[J]. 中国体育科技，2022，58（3）：51-58.

儿理解困难，运用韵律性身体活动能提高平衡动作和幼儿粗大动作的发展水平，但由于教师组织不充分，很容易使幼儿失去动作体验的兴趣，所以在应用时需要教师具有极高的专业素质和责任心，缺乏普适性，应依据粗大动作发展的年龄、性别特征进行差异化教学。

此外，研究从对动作的整体性发展逐渐细化到以单个动作技术为内容的论证，主要集中在硕士论文中，如幼儿投掷动作的发展、立定跳远动作能力发展特征、双手接球动作发展特征、踢球动作发展特征。研究者从一个项目或动作的角度对幼儿的大肌肉群动作发展进行了研究，如谭蕾和冯振杰通过实证研究证明小篮球运动能够提高幼儿的体育兴趣和协调能力[①]。

综上所述，动作发展理论成为体育科学领域研究的重要内容，对幼儿体育活动的研究和设计具有重要的指导作用。已有的研究从动作发展理论视角，对幼儿的大肌肉群发展运用不同的方法和手段进行干预。在内容的选择上，从对大肌肉动作的整体性控制发展到对某个具体动作的研究，使研究向更具体化、深入化的方向发展，注重理论与实践的结合，实证研究亦得到关注和运用。随着动作科学研究的发展，我国对儿童青少年体育活动的研究也从动作发展的角度进行，对某一项目的动作发展特征进行了详细的研究，对基本动作技能的评价借鉴了国外的方法，开发针对我国幼儿动作发展的评价体系，通过评估掌握发展状态、提出发展建议，促进幼儿基本动作技能科学化发展，是目前动作发展研究的重要内容。动作发展理论是研究幼儿基本协调能力的重要理论依据，国外对动作发展理论和模型的研究成果为我们研究幼儿动作的协调能力奠定了较好的理论基础。我国在动作发展领域起步较晚，但发展迅速。本书运用动作发展理论分析现阶段幼儿的动作水平，从发展的视角对幼儿基本协调能力的评价和教学进行分析研究，以更好地结合实践挖掘幼儿基本协调能力的本质特征，具有重要的研究价值。

# 第四节　研究思路与方法

## 一、研究技术路线

本书的研究思路为"文献分析→评价指标结构模型确定→指标体系构建→标

---

① 谭蕾，冯振杰. 小篮球运动对4~5岁儿童协调能力的影响[J]. 学前教育研究，2013（9）：43-46.

准的建立与修正"，主要包括以下阶段：①通过查阅国内外有关幼儿动作能力、幼儿体育、协调能力等方面的文献，以及研读国家的相关政策及幼儿健康对国家、社会、家庭的重要意义，在导师的指导下确定研究的方向和题目；②通过访谈专家、查阅人类动作发展理论及国内外幼儿动作技能的分类理论，确定幼儿基本协调能力的评价指标和权重；③通过对各阶段幼儿基本协调能力的测试分析与评价，建立各年龄阶段的评价标准；④修正标准。研究技术路线如图 1-8 所示。

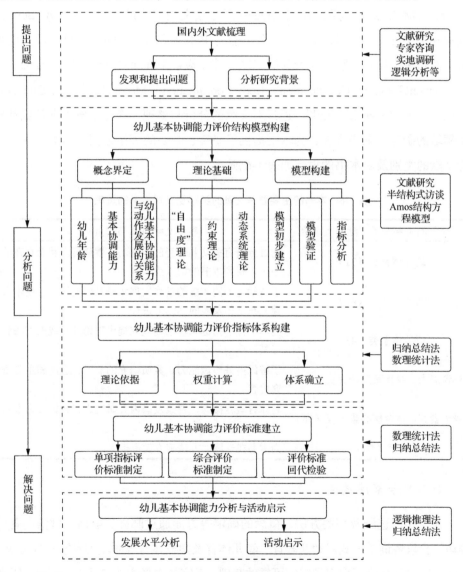

**图 1-8　研究技术路线**

## 二、研究方法

### （一）文献资料法

本书主要通过北京体育大学图书馆、国家图书馆等获得国内外关于幼儿教育、幼儿体育、幼儿动作发展、体育测量与评价等方面的书籍资料；通过中国知网、Google 学术搜索、百度学术、ProQuest 学位论文全文检索平台、Web of Science 获得相关中外文献资料；通过中外幼儿教育/体育网站获得幼儿体育活动相关的政策文件和课程标准、理念、评价资料。其中，英文检索关键词主要包括"Coordination""Movement/Behavior Coordination""Body Coordination""Motor skill""Foundamation/Basic Motor/Movement Skill"，通过对文献的分析与整理，充分了解了本领域及相关领域的研究成果和进展，为本书提供了坚实、必要的理论依据。本书的主要参考文献的类别及对本书的贡献如表 1-6 所示。

**表 1-6　本书的主要参考文献的类别及其对本书的贡献**

| 所涉及的主要参考文献的类别/篇 | 参考文献对本书的贡献 |
| --- | --- |
| 幼儿体育类（31） | 通过分析有关幼儿体育的研究，了解研究现状及存在的不足，找到本书的切入点 |
| 动作发展类（42） | 了解幼儿不同年龄的动作发展水平及研究进展，使本书建立在动作发展的基础上进行 |
| 评价体系类（45） | 为本书评价指标和标准的建立提供理论及实践的方法和工具 |
| 协调能力、身体素质研究类（59） | 了解国内外协调能力、素质研究的前沿、进展和主要研究内容 |
| 身体素养、体育核心素养类（56） | 对体育素养概念、背景及国内外研究进行分析，为本书提供理论支撑 |
| 其他（56） | 为本书在选题、方法等方面提供支持 |

### （二）专家访谈法

在论文的选题及相关方法、概念的确定等方面通过邮件、电话、微信、登门拜访、会议咨询等方式对幼儿教育、幼儿体育及学校体育等领域的专家进行访谈，为本研究的顺利进行奠定了坚实可靠的基础。专家的选择主要包括 3 个部分：①在幼儿基本协调能力选题、研究内容、方法及指标的选择等方面访谈了幼儿体育、体育教育训练与学校体育、体育统计与测量等研究领域副教授以上职称的专家；②在幼儿园体育活动相关情况及实施评价的可行性及相关问题等方面主要对幼儿园园长等管理人员进行了访谈；③在幼儿园活动内容、动作发展现状及指标的难易程度等方面对幼儿园一线教师进行了访谈。通过对以上不同领域 3 类人员的访谈（附录 A）初步确定了幼儿基本协调能力的评价指标体系，访谈专家基本信息表如表 1-7 所示。

表 1-7 访谈专家基本信息表

| 类别 | 姓名 | 单位 | 职称 | 研究方向 |
|---|---|---|---|---|
| 幼儿体育、体育教育训练、学校体育、体育测量与评价等方面的专家 | 董进霞 | 北京大学 | 教授 | 妇女与幼儿体育 |
| | 于素梅 | 中国教育科学研究院 | 研究员 | 青少年体质健康促进 |
| | 田以麟 | 北京体育大学 | 教授 | 比较体育 |
| | 竭晓安 | 北京体育大学 | 教授 | 体操教学与训练 |
| | 梁林 | 北京体育大学 | 教授 | 运动训练与体育人文 |
| | 周财亮 | 北京体育大学 | 博士 | 体育统计、体质健康 |
| | 殷泽农 | 美国得克萨斯州立大学圣安东尼奥分校 | 教授 | 儿童少年肥胖症体力活动干预预防 |
| | 张莹 | 首都体育学院 | 副教授 | 幼儿体能 |
| | 全海英 | 辽宁师范大学 | 教授 | 幼儿体育心理 |
| | 姜勇 | 辽宁师范大学 | 副教授 | 学校体育 |
| | 李兆进 | 曲阜师范大学 | 副教授 | 学校体育教学与训练 |
| | 王利红 | 郑州大学体育学院 | 副教授 | 体育测量与评价 |
| 幼儿园管理方面的专家 | 高园长 | 昌邑区实验幼儿园 | 幼儿园园长 | 幼儿教育 |
| | 孙园长 | 好孩子幼儿园 | 幼儿园园长 | 幼儿教育 |
| | 齐园长 | 曲阜师范大学 | 幼儿园园长 | 幼儿教育 |
| | 焦园长 | 小鸽子幼儿园 | 幼儿园园长 | 幼儿教育 |
| | 陈园长 | 山东科技大学 | 幼儿园园长 | 幼儿教育 |
| | 孙园长 | 启明星幼儿园 | 幼儿园园长 | 幼儿教育 |
| 幼儿园一线教师 | 张老师 | 跃动联盟幼儿教育 | 幼儿园一线教师 | 幼儿体育 |
| | 李老师 | 跃动联盟幼儿教育 | 幼儿园一线教师 | 幼儿体育 |
| | 鲍老师 | 山东科技大学幼儿园 | 幼儿园一线教师 | 幼儿体育 |
| | 孙老师 | 启明星幼儿园 | 幼儿园一线教师 | 幼儿体育 |

### （三）德尔菲法

本书运用德尔菲法对幼儿基本协调能力评价指标的建立进行指标的筛选。

评价指标筛选的专家包括幼儿体育、学校体育及体育教育学等副教授以上职称及幼儿园一线教师，共有16位专家。问卷通过电子邮件、登门拜访、会议咨询等，以匿名的方式向专家征询意见。时间安排：于2018年6月设计完成专家调查表，并通过多种方式发给专家填写。将第一轮的调查问卷回收后，对专家的意见、建议进行统计整理，并于2018年8月对参与第一轮调查的16名专家进行第二轮咨询。第二轮问卷收回后，对专家的意见、建议进行归类整理、分析综合，做出总结（专家基本信息表如表1-8所示）。

表1-8　专家基本信息表

| 姓名 | 单位 | 职称 | 研究方向 |
| --- | --- | --- | --- |
| 梁× | 北京体育大学 | 教授 | 运动训练与体育人文 |
| 竭×× | 北京体育大学 | 教授 | 体操教学与训练 |
| 李×× | 北京体育大学 | 教授 | 运动训练 |
| 席×× | 安徽师范大学 | 教授 | 体育教学与训练 |
| 全×× | 辽宁师范大学 | 教授 | 幼儿体育心理 |
| 姜× | 辽宁师范大学 | 副教授 | 学校体育 |
| 赵×× | 辽宁师范大学 | 副教授 | 体育健康促进、动作技能学习 |
| 王×× | 郑州大学体育学院 | 副教授 | 体育测量与评价 |
| 李×× | 曲阜师范大学 | 副教授 | 学校体育教学与训练 |
| 崔×× | 泰山学院体育学院 | 副教授 | 体能训练 |
| 史× | 首都体育学院 | 副教授 | 体能训练 |
| 杜×× | 首都体育学院 | 副教授 | 体育教学 |
| 张×× | 跃动联盟幼儿教育 | 幼儿园一线教师 | 幼儿体育 |
| 李×× | 跃动联盟幼儿教育 | 幼儿园一线教师 | 幼儿体育 |
| 张× | 跃动联盟幼儿教育 | 幼儿园一线教师 | 幼儿体育 |
| 赵×× | 跃动联盟幼儿教育 | 幼儿园一线教师 | 幼儿体育 |

### （四）测试法

本书的幼儿基本协调能力的调查区域为山东省，位于我国东部，其经济水平的基本参考值与全国的对比情况如表1-9所示。由表1-9中各指标的全国排名可知，山东省属于我国经济发达地区之一，其所处地理位置、教育、文化等各方面均具有一定的代表性。同时，由于时间、经费、资源等方面的局限，本书仅以山东省作为本次的主要调查区域。

表1-9　山东省与全国经济水平基本情况对比情况

| 指标 | 区域 | 2014 年 | 2015 年 | 2016 年 | 2017 年 |
|---|---|---|---|---|---|
| 生产总值/亿元 | 全国 | 641280.6 | 685992.9 | 740060.8 | 820754.3 |
| | 山东省 | 59426.59 | 63002.33 | 68024.49 | 72634.15 |
| 全国排名 | | 3 | 3 | 3 | 3 |
| 人均生产总值/元/人 | 全国 | 47005 | 50028 | 53680 | 59201 |
| | 山东省 | 60879 | 64168 | 68733 | 72807 |
| 全国排名 | | 10 | 10 | 9 | 8 |
| 居民消费水平/元 | 全国 | 17778 | 19397 | 21285 | 22935 |
| | 山东省 | 19184 | 20684 | 25860 | 28353 |
| 全国排名 | | 10 | 10 | 7 | 7 |
| 居民人均可支配收入/元 | 全国 | 20167.12 | 21966.19 | 23820.98 | 25973.79 |
| | 山东省 | 20864.21 | 22703.19 | 24685.27 | 26929.94 |
| 全国排名 | | 9 | 9 | 9 | 9 |
| 城镇居民人均可支配收入/元 | 全国 | 28843.85 | 31194.83 | 33616.25 | 36396.19 |
| | 山东省 | 29221.94 | 31545.27 | 34012.08 | 36789.35 |
| 全国排名 | | 8 | 8 | 8 | 8 |
| 居民人均消费支出/元 | 全国 | 14491.40 | 15712.41 | 17110.75 | 18322.15 |
| | 山东省 | 13328.90 | 14578.36 | 15926.36 | 17280.69 |
| 全国排名 | | 10 | 10 | 10 | 10 |
| 城镇单位就业人员平均工资/元 | 全国 | 56360 | 62029 | 67569 | 74318 |
| | 山东省 | 51825 | 57270 | 62539 | 68081 |
| 全国排名 | | 16 | 16 | 14 | 14 |

资料来源：国家数据网。

对幼儿基本协调能力评价指标进行筛选后，在山东省 16 个地市（东部地区有威海市、烟台市、青岛市、潍坊市、日照市、临沂市；中部地区有济南市、淄博市、济宁市、滨州市、泰安市、枣庄市、东营市；西部地区有聊城市、菏泽市、德州市）采用分层随机整群抽样的方法，以东、中、西部地区分层抽样，选取日照市、临沂市、潍坊市（东部地区），淄博市、济宁市、泰安市、济南市（中部地区），菏泽市、聊城市（西部地区）为调查区域，各市选择 2 所幼儿园（测试幼儿园基本信息见附录 B），每园随机抽取（采取简单随机抽样方法，首先分性别对班级幼儿进行编号，然后以抽签的形式，按性别抽取规定的人数）大、中班各 15 名幼儿进行测试，共测试 1080 名幼儿，其中包括中班（4.0～4.9 岁）540 名（男=270 名，女=270 名），大班（5.0～5.9 岁）540 名（男=270 名，女=270 名），删除未完成测试数据 12 名，有效数据 1068 名，包括中班 530 名（男=264 名，女=266 名），大班 538 名（男=268 名，女=270 名）。通过对测试结果进行分析，建立各阶段的评价标准。

1. 测试前的准备工作

① 对测试人员进行培训。本书的测试人员由山东科技大学、曲阜师范大学、山东管理学院的学生组成。测试前研究人员和测试人员进行测试指标的学习，详细研究测试方法并观看测试方法视频，确定测试细节、测试流程并统一测试方法。

② 准备好测试表格并填写幼儿基本信息，检查器材、场地的准备情况。测试项目、场地器材及测试方法见附录C。

2. 测试对象

本书的测试对象为 4～6 岁全程完成测试项目的幼儿。幼儿基本协调能力发展以幼儿的生理成熟程度为前提，3 岁幼儿基本动作技能处于发展初期，并且于 9 月刚入园，对园内环境不适应。因此，按照年龄=(测试日期−出生日期)/12 月计算，本书的测试对象为 4.0～5.9 岁幼儿，即中、大班幼儿。

3. 测试

本书测试分为 2 个阶段，即预测试和正式测试。

（1）预测试

本书在确定评价指标和测试方法后，于 2018 年 8 月选取 1 所幼儿园（小鸽子幼儿园）进行预测试，判断测试方法的可行性，并熟悉测试流程及器材的使用，为正式测试做好准备。预测试 1 周后，对同一人群进行相同指标的测试，评估因时间造成的误差及对测验稳定性的影响，重测信度采用皮尔逊积差相关法确定。

间隔一定时间采用相同的方法对被试进行的测试为重测法，通过计算测试前后的相关系数来判定结果的可信度。相关系数的大小代表了测量的可信程度。由表1-10计算得到各指标的相关系数 $r$ 均大于0.80，说明测试指标各维度具有良好的信度，可以运用相应指标进行研究。

表1-10 幼儿基本动作技能重测信度表（$\bar{x} \pm S$，$n$=34）

| 测试指标 | 前测 | 后测 | $r$ | 测试指标 | 前测 | 后测 | $r$ |
|---|---|---|---|---|---|---|---|
| 提踵直线走/秒 | 5.02±1.34 | 5.08±2.33 | 0.856 | 原地转圈变向走/秒 | 21.7±2.78 | 16.01±6.01 | 0.813 |
| 脚跟直线走/秒 | 5.65±1.71 | 5.73±2.35 | 0.898 | 定向踢球/次 | 5.47±1.76 | 5.52±2.18 | 0.967 |
| 单脚站立/秒 | 27.7±35.5 | 28.7±17.8 | 0.914 | 单腿坐位体前屈左/厘米 | 10.49±3.16 | 10.75±5.6 | 0.946 |
| 闭目原地踏步/秒 | 20.9±14.7 | 18.72±12.98 | 0.836 | 单腿坐位体前屈右/厘米 | 11.2±3.56 | 10.02±5.57 | 0.897 |
| 节奏感应性/分 | 3.17±1.6 | 4.38±1.14 | 0.827 | 肩部拉伸触碰左/厘米 | 20.9±3.64 | 16.84±5.68 | 0.812 |
| 顺序再现/分 | 3.08±1.5 | 3.54±1.38 | 0.916 | 肩部拉伸触碰右/厘米 | 19.1±4.74 | 16.89±5.57 | 0.878 |
| 快慢再现/分 | 2.97±1.67 | 3.43±1.52 | 0.874 | 跳方格/秒 | 10.61±3.58 | 10.1±3.49 | 0.902 |
| 强弱再现/分 | 3.41±1.79 | 3.98±1.37 | 0.867 | 踢腿冲拳/次 | 22.8±12.89 | 23.1±14.2 | 0.923 |
| 曲线走/秒 | 5.85±0.68 | 5.71±1.20 | 0.935 | 手反应时/厘米 | 29.5±3.89 | 30.6±5.98 | 0.945 |
| 反复侧滑步/次 | 30±3.21 | 31.35±4.26 | 0.956 | 足反应时/厘米 | 35.8±4.26 | 34.3±5.57 | 0.958 |

注：$\bar{x}$ =平均数，$S$=标准差。

（2）正式测试

采用整群抽样和随机抽样的方式选取测试幼儿园，在测试过程中，同一项目的测试人员应固定且责任心强，以减少误差。为了降低在测试过程中由测试人员评判标准差异而造成的误差，测试前，在充分做好准备的前提下，每个测试点按测试流程请2名幼儿进行测试，使测试者进一步熟悉过程，规范测试细节和注意问题，研究者本人全程监督指导。

正式测试于2018年9月3日至11月15日进行。其中，对评价结果模型进行验证性因素分析的数据，根据结构方程模型对样本量的基本要求，样本量应尽量在 200 以上[①]，本书样本为 272，符合基本要求，样本构成如表 1-11 所示；建立和分析评价指标体系及标准的样本构成如表 1-12 所示；对所建立标准进行回代检验的测试样本构成如表 1-13 所示。

表 1-11　结构方程模型测试样本构成（$n=272$）

| 性别 | 4 岁组（4.0～4.9 岁） | 5 岁组（5.0～5.9 岁） | 总计 |
|---|---|---|---|
| 男 | 74 | 77 | 151 |
| 女 | 68 | 53 | 121 |
| 总计 | 142 | 130 | 272 |

表 1-12　评价标准建立的测试样本构成（$n=842$）

| 性别 | 4 岁组（4.0～4.9） | 5 岁组（5.0～5.9 岁） | 总计 |
|---|---|---|---|
| 男 | 212 | 206 | 418 |
| 女 | 214 | 210 | 424 |
| 总计 | 426 | 416 | 842 |

表 1-13　回代检验的测试样本构成（$n=226$）

| 性别 | 4 岁组（4.0～4.9 岁） | 5 岁组（5.0～5.9 岁） | 总计 |
|---|---|---|---|
| 男 | 52 | 62 | 114 |
| 女 | 52 | 60 | 112 |
| 总计 | 104 | 122 | 226 |

## （五）数理统计法

本书运用 SPSS 24.0 和 AMOS 24.0 等软件对数据进行收集、整理和描述性统计，具体如下。

① 因子分析法：运用探索性因子分析（Exploratory Factory Analysis，EFA）对测试指标的结构效度进行检验。

② 主成分分析法：计算测量指标的权重系数时主要采用主成分分析法。

① MACCALLUM R C, BROWNE M W, SUGAWARA H M. Power analysis and determination of sample size for covariance structure modeling[J]. Psychological methods, 1996, 1(2): 130-149.

③ 百分位数法：在对不同年龄段（班级）建立评价标准时，采用百分位数法划分评价等级，对单项指标评价采用 5 级评分标准，对综合评价采用 4 级评分标准，具体评价过程见第五章。

④ 独立样本 $t$ 检验：在分析幼儿基本协调能力发展水平时，运用独立样本 $t$ 检验比较不同年龄段幼儿基本协调能力各指标的均值是否存在显著的差异（计算 $p$ 值），并结合效果量（Effect Size）进行分析。

⑤ 验证性因子分析（Confirmatory Factor Analysis，CFA）：运用 AMOS 24.0 统计软件对幼儿基本协调能力评价指标的结构模型进行验证，通过分析以检测假设模型是否与所测数据相契合，包括对测量模型构面进行一阶和整体验证性因子分析，以及在假设模型与数据匹配的基础上对模型进行二阶验证性因子分析，以验证是否有更高一级的潜在结构可以解释所有指标构面。

## 三、研究重点、难点和创新点

### （一）研究重点

本书的研究重点为幼儿基本协调能力评价结构模型、评价指标体系及标准的建立，幼儿基本协调能力的构成要素和具有代表性指标的选取需要综合多方面理论与实践因素，在理论指导下形成理论结构模型，结合实践构建指标体系，使评价工具能更有效地运用于识别幼儿基本协调能力的发展水平。

### （二）研究难点

#### 1. 测试数据的收集

本书的测试对象为幼儿园幼儿，由于他们的生理、心理等特征不同于成人，在测试流程、场地、方法等方面需要统筹计划，既要在讲解示范动作时方法恰当、通俗易懂且有吸引力，又要依据不同园所场地实际进行科学、合理的安排，保证安全、有序、高效进行，并且要兼顾不同幼儿的情绪特征以便及时引导。

#### 2. 统计方法

本书对幼儿基本协调能力评价结构理论模型验证时运用的 AMOS 结构方程模型，以及确定权重的计算方法等均具有一定的难度。

3. 评价结构理论模型的建立

幼儿基本协调能力评价指标体系的确定需要在理论指导下对相关领域的专家进行访谈和调查，理论模型的分析与确定具有一定的难度。

（三）研究创新点

① 本书在协调能力概念的基础上依据幼儿特征提出了幼儿基本协调能力的概念，认为这一概念是对幼儿期协调能力更准确的描述。

② 本书首次从新的视角建立了幼儿基本协调能力评价指标体系和标准。本书以国内外相关理论为基础，提出了影响幼儿基本协调能力的六因素结构模型，通过分析、验证，构建了幼儿基本协调能力评价指标体系和评价标准，对幼儿基本协调能力进行定量研究，使评价标准更具有科学性和可操作性。

③ 本书通过对幼儿基本协调能力评价结构模型的分析与验证，首次从影响因素角度探索和验证了幼儿基本协调能力的组成，丰富和完善了协调能力理论。

# 第二章

# 幼儿基本协调能力概述

本章在前人对协调、协调能力进行研究的基础上，结合幼儿基本动作技能的分类及要素，对幼儿基本协调能力的概念进行了理论界定，并分析了幼儿基本协调能力的理论基础。协调能力的发展是建立在机体一定的生理机能成熟基础上的，3~6岁幼儿已具备了基本的生理条件，为基本协调能力储备了一定的物质基础，在"自由度"理论等相关理论的指导下，应通过多种形式的游戏和运动丰富幼儿的运动体验和动作储备，进而提高运动表现。

## 第一节 幼儿基本协调能力概念界定

### 一、幼儿年龄

幼儿期因划分标准不同，其年龄段略有偏差，临床医学研究领域依据幼儿的生理学特征将幼儿期定为1~3岁，也有3~7岁的划分方法。我国法律规定不满1周岁为婴儿期，1周岁以上不满6周岁属于幼儿期；根据心理发展的特点，儿童心理学领域把1~3岁定为婴儿期，将3~6岁划为学前期或幼儿期；《儿童权利公约》界定的儿童为所有18岁以下人群。本书的研究对象为幼儿园幼儿，其正式在园的平均年龄为3~6岁，因此本书中的幼儿主要指3~6岁幼儿，调查对象为4.0~5.9岁幼儿。因幼儿期属于儿童所属的年龄范围，为了更通俗地表达，本书将男、女幼儿分别简称为男童和女童。

在国内外相关专家研究成果的基础上，本书把协调能力定义为一种综合本领，在训练学中归属于竞技能力范围，其内涵为运动中身体不同器官系统在时间、空间内协同配合的综合本领。

## 二、基本协调能力

依据动作发展理论，婴儿在获得行走和独立进食能力后，就进入了一个动作发展的新时期，称作基本动作技能期，通常为 1~7 岁，这一阶段其动作控制能力和精确性逐渐提高，并习得以后技能学习的基本且必要的动作协调模式。基本动作技能（Fundamental Motor Skills，FMS）即协调运用基本动作的能力，对幼儿成长过程的影响至关重要，是未来动作熟练的基础组块，为未来运动、游戏及终身体育参与奠定基础。1986 年，我国第一部依据幼儿动作发展而设计的教材《幼儿体育教学法》出版，其中对基本动作的定义为人体最基本的活动能力，是幼儿园体育的主要内容之一，包括走、跑、跳、投等基本动作。

幼儿期的动作技能为基本动作技能，该阶段的核心是协调能力的发展，包括在基本动作中表现出来的肢体间配合、对时空关系的感知及动作节律等。目前研究中关于幼儿运动能力所包含因素的论述仍缺乏共识，造成这种分歧的一个重要原因是测量方法的不同。Gallahue 等将幼儿运动能力归类于 3 个不同的整体范畴：移动、物体控制和稳定性技能[1]；TGMD 测验根据动作模式把基本动作技能分为位移技能（Locomotor Skills）和物体控制/操作技能（Manipulative Skills）2 个维度，这也是国内外比较认可的观点。幼儿基本动作的协调能力是在先天遗传和成熟水平的基础上逐渐习得并发展的[2]。心理学研究表明，幼儿的协调能力是随着认知水平的发展而提高的，是对有价值的动作经验的选择和记忆。因此，幼儿基本协调能力是在学习基本动作技能过程中展现和发展，通过走、跑、跳、投等基本动作手段的练习而获得的。

Diem 认为，儿童的协调能力是由平衡、反应、空间定向等要素组合而成的[3]；吕季东认为，无论如何界定基本协调能力，它都属于协调的下位概念，基本协调

① GALLAHUE D L, OZMUN J C, GOODWAY, J D. Understanding motor development: infants, children, adolescents, adults[M]. New York: McGraw-Hill, 2012: 67.

② 刘大维. 儿童动作协调能力的内涵、影响因素及其培养策略[J]. 学前教育研究，2011（6）：45-47.

③ DIEM L. The important early years: Intelligence through movement experiences[M]. Reston, VA: American Alliance for Health, Physical Education Recreation, and Dance, 1991: 21.

能力的提出是对协调能力概念外延的丰富，扩大了对概念的认识①；胡亦海认为，儿童动作协调能力是身体不同部位对时空与节奏、用力强度、动作配合的把握，是完成动作的能力，表现为和谐、流畅、高效率和轻松自如地完成动作②。

本书借鉴前人的研究成果把幼儿的协调能力界定为基本协调能力。一是与动作发展的阶段性特征相一致，幼儿期主要发展基本动作技能，为基础动作，与专门动作对应的专项（专门）协调能力属于同一分类体系。二是强调幼儿期协调能力的基础和关键地位，"基"有"基础""开始"的含义，基础可引申为"根本"，以"基本"来限定协调能力，加强了其在幼儿动作发展中的基础、根本和主要的地位，比一般协调能力更能体现这一能力的重要性。

本书通过专家访谈和文献总结，认为协同动作要素受到感知判断能力、肢体的活动范围及肢体配合能力的影响，并把反应能力归于感知判断能力。在前人对协调、协调能力进行研究的基础上，结合幼儿基本动作技能的分类及要素，对幼儿基本协调能力进行理论界定：幼儿在基本动作技能学习过程中表现出来的身体不同器官系统在时间、空间内协同配合的综合本领，由位移技能协调能力和操作技能协调能力组成，包括平衡能力、节奏能力、空间定向和协同动作等结构要素，受到素质成熟与发展、原有动作经验、精神状态和遗传及所处家庭社会环境的影响（图2-1）。

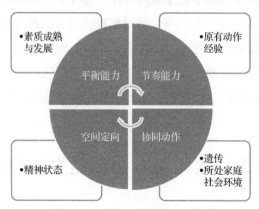

**图 2-1 幼儿基本协调能力结构要素**

综上可知，本书把基本协调能力作为协调能力的构成要素之一，与专项（专

---

① 吕季东. 专项力量测量的理论与方法[M]. 北京：北京体育大学出版社，2007：78.

② 胡亦海. 竞技运动训练理论与方法[M]. 武汉：湖北人民出版社，2005：113.

门）协调能力相对应，基本协调能力是影响动作能力最基本、关键的因素，影响人的运动技能发展及终身运动兴趣的保持，因此，要重视幼儿期这一特殊时期协调能力的培养。

### 三、幼儿基本协调能力与动作发展的关系

动作发展（Motor Development）是指动作行为随着年龄增长而发生的持续不断的变化，是人一生中动作变化发展的顺序与过程。动作发展是幼儿身体生长发育的重要组成部分，是保障其生存和发展的基础，是幼儿生活和学习活动顺利进行的前提；基本动作技能是协调运用基本动作的能力，是影响动作熟练的基础组块，为未来运动、游戏及终身体育参与奠定基础。动作在人的完整生命周期处于不断变化发展中，儿童的早中期（3~8岁）是基本动作技能形成与快速发展的时期，在这一时期动作的积累将为其在以后的动作技能学习中提供更多选择，为活动参与提供更多可能，提高对活动的积极体验；反之，则会降低以后完成不同动作组合的能力，对体育活动的积极性将大打折扣。国内知名的学校体育专家相继提出"体育学科最具代表性的特征是运动，体育教学的核心目标是帮助学生有效地掌握运动技能、获得运动体验"[1]；Clark将基本动作能力看作"潜存于以后运动技能的主要协调方式"[2]。因此，动作发展贯穿人的终生并对积极生活方式的建立产生影响，幼儿基本协调能力应贯穿幼儿动作发展的全过程，是幼儿动作发展的重要内容，而幼儿的基本动作技能则是动作发展过程中幼儿期所需掌握的基本技能，其在发展过程中应关注基本协调能力的重要意义，通过多种方法手段进行重点培养。

## 第二节　幼儿基本协调能力理论基础

### 一、"自由度"理论

Bernstein研究了如何实现人体协调运动，他提出的有关"自由度"问题的论

---

① 王兴泽. 人类动作发展视野下的体育与健康课程标准研究[M]. 北京：北京体育大学出版社，2017：10.

② CLARK J E. Developmental differences in response processing[J]. Journal of motor behavior, 1982(14): 247-254.

述构成理解动作协调问题的基础。自由度（Degree of Free，DOF）为描述系统位置所需的最小独立坐标数，人类的肌肉骨骼系统有许多自由度，通过它可以完成无数的运动。但如何组织这些自由度来完成运动任务，Bernstein 最初讨论了这个问题，并把它作为自由度问题提出，自由度问题即中枢神经系统必须解决如何处理多余的运动、生物和生理变量的问题。自由度被认为是一个生物学相关的概念，无论人们选择研究的运动系统水平如何，均可以帮助探索控制人类运动的机制，Bernstein 认为，运动系统呈现给我们一个特定的问题，我们的任务在于寻找对这种多阶段运作机制的非矛盾解释。在寻求解释的过程中，自由度能有效地解释由人体运动产生的大量数据，有助于降低问题的难度[1]。

　　理解运动协调性问题源于由大量的肌肉骨骼元素引起的生物力学冗余，人体具有冗余的解剖学自由度（在肌肉和关节处）、冗余的运动自由度（运动可以具有不同的轨迹、速度和加速度，但可以实现相同的目标）和冗余的神经生理自由度（在同一肌肉突触的多个运动神经元），这些不同的元素创造了许多自由度。由于自由度的存在，各种肌肉、关节和肢体在运动任务中排列、转动、伸展和组合的方式多种多样，产生了不同的动作。有机体通常具有比完成任务所需的更多自由度，为了执行任务，系统需要同时利用和约束其总自由度。Bernstein 首先指出协调的基本困难恰恰在于极其丰富的自由度，神经中枢起初并不具备处理这种自由度的能力，这是发展协调的基本核心理论，即冗余生物力学自由度的协调与控制[2]。冗余自由度问题对于实践中产生的协调模式的变化至关重要，它涵盖了动作学习和动作发展 2 个领域。冗余自由度是指可以完成协调活动的自由度超过了完成该任务所需的最低自由度的数。尽管生物力学冗余普遍存在，但个体还是倾向于使用一组小的协调模式，甚至单一的首选模式来完成给定的任务目标。在解决一个新的和不熟悉的运动问题时，新手需要以能够执行所需任务的方式重新组织对大量自由度的控制，无法控制的自由度必须减少到一个可管理的数目。事实上，如果自由度独立变化，人类的运动就会显得不协调和无序，正是生物力学的冗余自由度为人类行动提供了灵活地解决各种任务的方案。

　　Bernstein 认为，运动技能学习是对冗余的生物力学自由度的掌握[3]，他提出了

① LATASH M L. Dexterity and its development[M]. Mahwah: Lawrence Erlbaum Associates, 1996: 277-304.

② BERNSTEIN N A.The coordination and regulation of movements[M]. Oxford: Pergamon Press, 1967: 107.

③ BERNSTEIN N A.The coordination and regulation of movements[M]. Oxford: Pergamon Press, 1967: 108.

2 个阶段的动作技能学习过程，第一阶段的特征是在动作执行过程中"冻结"肢体和躯干的部分自由度，从而将周围的自由度降至最低；第二阶段的特征是释放被约束的关节空间上的自由度，这样最终的动作表现将包含所有的自由度，对应于学习者利用和探索而不是抵抗由生物体与其环境相互作用产生的被动（反应性、惯性）力（被动力的使用减少了运动产生的感知）。由此可见，Bernstein 的解决方案是"冻结"部分自由度集，认为在实践的早期阶段，可以通过保持关节角度或整个身体的"刚性、僵硬"使关节不允许或很少运动，通过在多个自由度之间引入（暂时）强的刚性耦合来实现自由度的减少。随后，通过实践将释放被限制的自由度，从而逐步增加关节运动的幅度，并将其纳入一个动态、可控的系统。他假定释放过程中有 2 个连续的阶段，第一阶段限制逐渐被取消，自由度被纳入更大的功能单元——也被称为协调结构（即肌肉组织被约束作为功能单位）；在第二阶段，组织变得更加经济，被动力（反作用力、摩擦力、惯性力）被充分地利用，提高了主动（肌肉）的效率。有效利用摩擦力、惯性力和反作用力对于协调是必要的，在学习的后期，机体更有效地"利用"其在环境中存在和移动所固有的被动力，这是其核心见解之一。他还指出任何运动都不能完全预先编程，因为被动力是无法预测的。

　　Bernstein 提出了层次模型来解释运动的结构，该模型是根据大脑中枢神经系统的进化而构建的[1]。从解剖学上讲，层次结构是自下而上建立的，低级的结构是层次结构的基础；从功能上讲，层次结构是自上而下运行的，并且任何运动都需要至少 2 个层次，建立起指导和协助的层次关系。指导是指控制特定运动的上层，而协助是指为特定运动提供必要支持的一个或多个层次。在这种运动建构的等级模型中，Bernstein 假设了一种分工，其中 4 个层次，即 Tonus（紧张）、Synergies（协同）、Space（空间）和 Action（执行）中的每个都解决了一类特定的运动问题。图 2-2 构成 Bernstein 关于运动层次的结构关系图：第一级是 Tonus，这个水平建立了神经和肌肉系统之间的沟通。Bernstein 认为，这个水平讲的是"肌肉语言"，是通过改变感觉和运动细胞的兴奋性，使运动装置对来自运动结构上层的命令（影响、指令、约束）做出充分的反应[2]。如果没有 Tonus 水平，运动装置就无法对上级的命令做出充分的反应，而预定的运动形式也就永远不会显现出来。Synergies 水平（或

①　BERNSTEIN N A.The coordination and regulation of movements[M]. Oxford: Pergamon Press, 1967: 108.

②　BERNSTEIN N A.The coordination and regulation of movements[M]. Oxford: Pergamon Press, 1967: 108.

肌肉—关节链接的水平）是第二层的运动结构，它位于中脑，通过控制大肌群来限制运动的自由度，并保证运动的连贯性。协同效应是由全身本体感受信息的流入而形成的，它的功能是纠正运动的细节。Bernstein 认为，协同作用是肌肉的"大合唱"，产生连贯的、和谐的运动，他认为，单个肌肉不会单独行动，而只有大量"神经中枢"合作才能使整个运动成为可能[①]。Space 是层次模型中的第三级层次，与第一级、第二级相比，这一级可以导致有目的的运动，表现了灵活性的一面，主要是指一个人在周围环境中如何执行一个目标导向的动作。根据其职责，空间层次具有光、声和触觉刺激的流入，产生空间场，基于不同感官源和以往经验的交织对外部空间的感知。空间场具有双重功能：客观地感知身体与外部空间之间的关系、使用外部空间的能力。Space 层的局限性是无法控制运动序列。Space 水平既是对环境的感知，又是在环境中的运动，是对身体与环境关系的客观认识，并具有使用此外部空间的能力。Action 位于额叶皮层，它负责控制动作序列，以适应需要很多步骤来解决的行为问题。序列中元素的顺序对于达到动作目标具有独特的意义，因为每个单独的动作都提供了对动作问题特定方面的中间响应。此外，不同的元素可以以不同的方式组织以实现相同的目标，这保证了行动水平的灵活性。从这个意义上说，解决一个特定的运动问题有无数种方法，尽管每种方法都有其固有的组织结构。值得注意的是，虽然肌肉协同作用是以任务依赖的方式组织的，但每种协同作用都是肌肉组织的一种固定的与任务无关的模式。也就是说，肌肉协同作用本身是独立于任务的，但对特定任务需求的适应性是一组协同作用如何组合的结果。

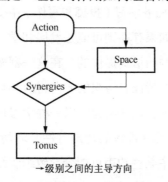

图 2-2 Bernstein 运动构造水平之间功能相互作用的示意图[②]

---

① BERNSTEIN N A.The coordination and regulation of movements[M]. Oxford: Pergamon Press, 1967: 108.

② PROFETA V L S, TURVEY M T.Bernstein's levels of movement construction: A contemporary perspective[J]. Human movement science, 2017(57): 111-133.

Bernstein 是最早将运动理解为神经系统和感觉、环境之间相互作用的闭合循环而不是朝向目标的简单弧形的学者之一，他将运动协调定义为克服由冗余自由度引起的不确定性的一种手段。随着自由度的增加，神经系统越来越需要有更复杂、更精细的组织控制。消除自由度的方法之一是"冻结"特定自由度，这是在运动学习的早期阶段观察到的情况；方法之二是在自由度之间使用现有的（或建立新的）关系，这是一种通常被称为协调、协同、联动或耦合的策略。自由度缩减，无论是通过冻结、协调还是其他方式，都等同于添加约束方程，减少自由度被认为是有目的、协调运动的一个标志。研究表明，在多个自由度中指定少量自变量就足以执行协调一致的运动。

Bernstein 的"自由度"理论为我们研究幼儿基本协调能力提供了基础依据，人体运动系统的自由度可以在不同的分析层次上加以考虑，不仅包括生物力学自由度和更微观水平（关节、肌肉、运动单位等）的分析，任何影响协调的因素都可以看作一个自由度，在不同的层次和练习过程中对其加以控制，使动作更加协调。本书借鉴 Bernstein 的"自由度"理论，将影响协调能力的要素视为一个自由度，从影响要素这一层次上分析幼儿的基本协调能力。

## 二、约束理论

基于动作的形成与发展背景，Newell 和 Emmerik 从社会生态学研究角度提出了"约束模型"[1]，发现了任务学习（投掷和写作）中受约束机体自由度的近端到远端释放规律。这一假设如果存在则可能是发展和学习的共同趋势，涵盖这一共同趋势的框架是以行动限制的形式提供的，在这一框架内，协调被视为组织、环境和任务共同作用的一个新特征。组织的方向将由参与者、任务、环境的约束来驱动，特别是在当前任务中，该框架建议以一种学习视角解决动作学习理论中被忽略的协调问题，具体包括有机体的物理特性、环境因素和任务的组织。正如 Newell 所假设的，在实践中某些约束可能会导致组织结构向其他方向变化发展，如果协调是 Newell 指定的 3 类约束的新兴特征，那么我们就不能孤立地考虑这 3

---

① NEWELL K M, EMMERIK R E A V. The acquisition of coordination: Preliminary analysis of learning to write[J]. Human movement science, 1989, 8(1):17-32.

种约束中的任何一种。也就是说，协调的驱动因子不仅包括任务约束，因为该任务最终是根据有机体和环境来确定的。

Newell 的这一约束理论为我们研究动作技能的学习与发展及协调能力机制提供了一个新的、系统的理论视角，他指出动作的最佳协调模式取决于机体的状态、环境和任务的交互作用。首先是机体状态的限制（个体约束），这是个体独特的结构与功能限制，包括参与者的生理、解剖和神经特征，结构的限制主要取决于个体的解剖结构，如身高、体重、肌肉力量等的变化，功能的限制如神经冲动的模式、平衡能力及与认知有关的因素（情绪、注意、动机等），个体特征的多样性表现出不同的动作协调模式，在解决不同的动作任务时呈现出个体差异性。其次是环境的限制（环境约束），它是指个体所处的物理环境和文化环境。物理环境如活动的场地、气候、温度、光线等，文化环境来自家庭的教养方式、生态环境和心理环境、特定的习俗和社会观念等。研究显示，不同的家庭教养方式在幼儿早期的协调行为方面出现了时间上的显著差异，家庭的生态和心理环境为幼儿协调能力的发展提供了不同的物质条件和心理条件，直接导致幼儿不同的活动体验行为和态度，并影响动作过程中的协调能力差异。最后是任务限制，它是指与动作的目标相关联的重要限制因素，任务约束决定了给定动作的最佳协调和控制功能。在幼儿活动中，个体为了使动作达到最优、最协调状态，会使组织机体以特定的模式运动，以能达到的最快速、节省化的方式展现预定的活动任务，从而实现对身体的最佳协调和控制。综上，动作的最佳协调模式源于对有机体、环境和任务约束的相互作用，不同的个体特征、环境约束和任务限制都将影响幼儿的协调能力，需要充分考虑每个影响因素，原则上，这些约束将决定某一特定活动中机体的最佳协调和控制。

## 三、动态系统理论

动态系统理论（Dynamic Systems Theory，DST）也被称为非线性自组织理论，其以数学、物理学理论为基础，现已被广泛应用于解释如生物的规律性变化、神经网络行为、天气、感知觉系统、运动协调等，重点强调系统内各组成要素之间的关系，目标为用少数变量来描述、反映系统的一般特征，系统为各组成变量的集合，系统的状态是变量在独特的互动法则下变化的结果，动态理论运用模式形成的概念和动态系统的语言来解决协调问题；其基本思想是将可观察和可再现的行为模式表征为系统在某些边界条件和信息设置下获得的稳定集体状态，这些集体状态来自较低层次描述的众多子系统和构成因素的相互作用；其主要任务是识别与行为模式对应的自由度，即如何在操作上描述协调模式。DST 的中心假设包括以下 4 个方面：①机体与环境是相互依存的；②在不断发展、变化、开放的系统中日益复杂化；③系统的变化体现在内部各构成要素或参数的变化上；④系统是运动的，不存在绝对的静止状态[①]。动态系统具有自组织、自调整的特点，并表现出结果的普遍性[②]。Charles 指出各子系统在保持与整体协同一致的过程中灵活性降低但稳固性提高，关键的子系统在系统中充当了引爆点的角色，一个微小的变化可能会改变系统的整体状态；DST 强调系统元素间的关系及机体与环境的相互作用，并且动作行为的发展是多个构成要素在多维度下相互作用实现的[③]。动态系统方法的最终优势在于它已经生成大量富有成效的工具，包括丰富的经验程序、正式的建模工具，以及可以描述在发展过程中观察到的行为模式的统计工具，这些工具能够使研究人员超越对发展变化的描述，更深入地了解这些变化是如何产生的。

20 世纪 80 年代，Kugler 等用动态系统理论理解动作发展，依赖非线性动力学的数学概念来描述和解释协调，它被理解为一种由自组织过程产生的紧急状态[④]，并提出了相互关联的 3 个重要观点：①中枢神经系统不是唯一的动作技能发展的控制参数。人体包括由肌肉、骨骼等组成的多个自由度，很难做到单独由中枢神经系统控制，因此协调的获得受到内外部多种因素的影响并以自组织的形式产生，在功能上形成肌群的协同结构（Coordinative Structures），协同结构的控制中心受多种约束因素的影响，包括生物力学、环境等。②用非线性热力学原理（Nonlinear Thermodynamics）解释动作发展的变化原理（连续变化和不连续变化），可描述为

① YOSHIKAWA H, HSUEH J. Child development and public policy: Toward a dynamic systems perspective[J]. Child development, 2010, 72(6): 1887-1903.

② 陈向阳，张艳玲. 动态系统理论研究进展[J]. 社会心理科学，2007（Z3）：30-34.

③ CHARLES M J. Organizing adolescents(ce): A dynamic systems perspective on adolescene and adolescent psychotherapy[J]. Adolescent psychiatry, 1997(21): 17-43.

④ KUGLER P N, KELSO, TURVEY M T. On the concept of coordinative structures as dissipative structures: I. theoretical lines of convergence[J]. Advances in psychology, 1980(1): 3-47.

在动作发展理论中，系统的稳定状态可能是特定的一种动作模式；稳定状态的存在是有边界条件的；当控制参数的约束条件超过某一关键值时，稳定状态会经历一个突然的短暂失衡，而后过渡到新的稳定状态。任何系统包括动作技能的发展变化都遵循这一物理原理。③吸收了 Gibson 的生态学理论①的观点，认为知觉信息是可能被感知的，感知与动作之间存在直接的关系，不是通过对信息的加工而感知的。动态系统方法的一个主要成就是超越概念层面，在理论研究和实证研究之间建立紧密联系，从而更好地理解发展变化背后的过程。

由于动作的发展受不同因素的制约，任何一个新的技能动作的出现都需要一个完整的组织结构，系统结构中的任何一部分发生改变，机体都会通过自组织行为协调各部分，并以最优的组合方式使系统运作。在动作学习中，动作的协调系统发生改变，并通过动作呈现出来，练习中不稳定的动作状态转换为协调形式，而稳定的动作将继续保持或更加稳定。DST 综合考虑影响动作产生的不同方面，并强调各子系统与构成因素之间的关系是影响动作协调的关键。协调动作的形成由机体感知外来刺激，并经协调内在器官、肌肉、系统与外在环境等因素后，以一种突现（Emerging）的形式展现出特殊的协调结构，即除了中枢系统，肌肉骨骼、各器官的成熟与个体动作经验、外周环境等都构成动作协调发展的影响因素，由于内在动力反映了天生的协调倾向和积累的经验，个体差异起着至关重要的作用，而中枢神经系统只是作为参与其中的子系统之一而存在。由此可知，动态系统理论下的动作是在多因素交互影响下形成的，包括个体、环境及任务等因素。动态系统理论的核心包括 3 个方面：首先将复杂的系统简单化，即机体是由许多自由度组成的复杂系统，动作产生需要有多种子系统参与，当有目的和功用的行为出现时，呈现出自由度的压缩，不同目的的行为对应着不同的动作方式，个体通过子系统的作用关系，使动作倾向于最省力、最经济的方式；其次认为动作呈现非线性发展，非线性可以部分地通过构成它的子系统的发展过程的不同步来解释，虽然许多子系统合作产生行为，但它们处于不同的成熟功能状态，因此将会产生不同的动作形态；最后是子系统的自我重组，是指动作过程中各系统通过自我调节与控制而产生的相对稳定的行为过程。机体包括许多相互作用的元素，从分

---

① GIBSON J J. The senses considered as perceptual systems[M]. Boston, MA: Houghton Miffiflin, 1966: 6.

子（基因）到神经、行为、社会，跨越多个层次，在动态系统的视角下，组织和结构从"自由的"非线性和时间依赖的交互中产生，这种交互来自多层次和高维度的混合。因此，没有必要提前在系统中构建模式，因为系统具有创建模式的内在倾向。Thelen 和 Smith 认为，这是一种即兴创作的形式，在这种形式中，组件以新的、创造性的方式自由地进行交互和组装，这给了行为一种内在的探索感和灵活性。在重组过程中，即使很小的因素也可能产生很大的影响，由于各子系统的发展速度不同，其动作的状态也各异[①]。

由此可知，动态系统理论的最大贡献在于，提出了动作的形成是由多种子系统互相协调、互相作用的结果，协调动作需要各子系统不断地协同，以达到最佳的配合状态。协调蕴含着动作的稳定与变化，产生于子系统各构成要素的非线性组合。在幼儿基本协调能力发展过程中，要分析众多子系统对动作的影响，找准动作发展的不利因素，帮助幼儿顺利完成动作的学习，提高基本协调能力。

## 四、生理心理学基础

协调能力的发展是建立在机体一定的生理机能成熟基础上的，3 ~ 6 岁幼儿已具备了发展基本动作技能的生理条件，为基本协调能力储备了一定的物质基础。运动发育是生长和成熟早期可观察到的运动行为的快速变化过程，在婴儿早期，无意识的反射为运动行为奠定了基础。这些反应对于婴儿的生存和成功获得自主运动控制至关重要，独立行走和身体自我控制能力的增强是幼儿基本协调能力发展的基础。这一时期骨骼、肌肉等运动器官随着年龄逐渐增长，但与成人的机能有质的不同，骨骼中所含有机物多，无机盐少，软骨组织多，因此骨骼的弹性大、硬度较小，不易骨折，但在不正确的负荷和姿势下容易变形；关节软骨较厚，关节囊和周围韧带、肌纤维的伸展性较好，关节活动幅度较大但牢固性较差，在较大的外力下容易脱位。幼儿肌肉的发育不均衡，先躯干后肢体，先屈肌后伸肌，先上肢后下肢，粗大肌群发育先于小肌群，并且肌肉中水分多，蛋白质、脂肪等有机物和无机盐含量少，肌纤维细长，因此肌肉的能量储备能力较差，收缩能力

① THELEN E, SMITH L B.A dynamical systems approach to the development of perception and action[M]. Cambridge, MA: MIT Press, 1994:79.

较弱，容易疲劳，但新陈代谢迅速，机体恢复较快。

婴幼儿时期脑快速发展，婴儿的大脑约是成人的25%，2岁时已达到成人的3/4，4岁时已接近成人水平的 80%。在大脑快速发展的同时，每个神经元的树突数目增加，髓鞘化和神经肌肉突触发育，大脑皮质逐渐增厚，髓鞘形成后神经传导率的增强也提高了个体主动控制运动反应的能力，预示着神经的传导速度趋向于更快速、更准确。脑结构发育的完善为动作的发展奠定了基础，使运动协调得到改善。这一时期的幼儿抑制水平还较低，神经过程的兴奋和抑制转换还不稳定，容易分散、激动，并且易受外界环境的影响，神经细胞的耐力较差，但神经过程的可塑性大，因此容易疲劳，但疲劳的消除速度较快。中枢神经系统在幼儿期呈现出不均衡的发育特征，脊髓和脑干的发育早于小脑，3～6岁小脑逐渐发育成熟，幼儿的基本动作技能从3岁开始逐渐发展，5～6岁能够协调、准确地完成基本动作，8岁时大脑皮层基本已接近成人水平，显示了较高的动作协调能力。

感知觉是脑对感觉器官感知到的事物的属性及所处的身体状态的反映，蒙台梭利把3～7岁幼儿期称为感觉敏感期，认为这一阶段幼儿的经验和认知主要依据基本感觉从周围环境中获得。感觉与知觉的互相协作过程促使机体接受刺激并对信息进行组织加工。感知觉是幼儿认识、探索世界和自我的第一步，与动作有着天然的联系，感知—动作过程有助于理解动作发展和行为的产生，对幼儿的基本协调能力具有直接或间接的影响，其对信息的加工过程如图 2-3 所示，主要包括 3 个部分，感觉输入、知觉过程（感受器接收信息、动作计划）及动作反应。个体通过知觉系统接收来自内、外环境的信息并经过系统的反应执行适宜的行为和动作。幼儿基本协调能力的感知觉主要包括视觉、动觉、空间知觉、本体感觉等。其中，视觉是个体获取信息的主要渠道，专家估计有 80%的信息通过视觉系统传输，视觉信息也是动作行为顺利组织并执行的主要来源，在动作程序的形成、动作活动的监控及提供动作的反馈信息等方面都利用了视觉的功能。动觉依据内部环境来分辨身体的位置和动作，主要感受体内肌肉、肌腱、前庭器官等感受器的信息，这一信息通道是一切动作的基础，与视觉通道构成动作技能学习的主导因素。空间知觉是综合运用多种感官的知觉能力，包括方位知觉、距离知觉和形状知觉。方位知觉是指能够依据客体关系和自我关系对空间内的物体进行判断，主要为感知特定环境中机体空间位置的能力。以自我为参照物对物体进行定位是幼儿对物体的感知特点，表现为判断物体时以自己的位置为依据。3 岁能辨别上下的位置关系，4 岁能分辨前后，5 岁能以自我为中心辨别左右，7～8 岁能以客体为中心进行左右的辨别，直到 11 岁左右才能最终理解左右的概念[①]。距离知觉是判断物体之间远近的能力，是幼儿理解所处环境、把握运动状态所需的重要知觉，这一阶段的幼儿能分清熟悉的物体、环境的远近，但还不能正确辨别较广阔场所的空间距离。形状知觉是对物体外在几何形状的知觉，只有在与触觉、动觉及视觉结合下才能更好地感知。空间知觉在幼儿期有明显的发展，尽管还不精确，但对基本协调能力的发展具有重要的意义。本体感觉是人体最基础、最根本的一种感觉，是本体感受器把感知到的位置信息、与外界环境的联系、当前的外部环境，以及所接触到的物体等信息发送给大脑。健康正常的本体感觉能够保持身体正常站姿、坐姿及全身的协调灵活运动。本体感觉差的幼儿手脚笨拙、协调能力差、动作缓慢，缺乏自信心，将影响其身心健康。

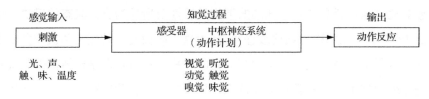

**图 2-3 信息加工过程**

## 五、动作发展基础

运动能力的发展与肌肉、骨骼、神经等器官系统的发育密切相关，大多数幼儿在 1 岁左右学会走路，随着神经、骨骼和肌肉系统的发展与完善，幼儿的基本动作能力和控制能力相应提高，在学前阶段已能够完成较复杂的动作。因此，这一阶段是掌握基本动作的关键时期，我们应通过多种活动形式提高幼儿动作量的积累和运动体验，这将使幼儿在活动中有更多可选择的动作储备，以提高动作过程中的表现。幼儿基本协调能力的发展是建立在先天的生理成熟与后天积极的动作体验基础上的，对其的评价也应该以幼儿现有的成熟与发展水平为依据。只有了解幼儿的动作发展基础，才能更有针对性地选择适合的评价工具和指标，并在

---

① 朱智贤. 儿童心理学（下）[M]. 北京：人民教育出版社，1963：56.

评价诊断的基础上有目的地选择相应的练习手段和方法。专家认为，所有儿童都有可能通过适当的练习在 7 岁时表现出成熟的基本运动技能，如果错过这个关键年龄，成熟的模式也可能达到，但获得的过程会更难。因此，成熟的技能模式取决于适当和充分的指导与实践机会。

学前阶段和小学初期，神经系统初步整合了执行基本动作技能所需的神经肌肉模式，幼儿的基本能力得到改善，这一阶段拥有熟练的基本动作技能是掌握更复杂的游戏、体育活动和运动形式的必要条件。幼儿的动作发展主要经历了反射动作、粗大动作、精细动作 3 个阶段，依据我国《3～6 岁儿童学习与发展指南》，3～6 岁幼儿的基本动作特征为随着年龄的增长，幼儿的粗大动作技能得到发展，随意控制动作的能力得到改善①。

幼儿的基本运动能力的提高是大肌肉的发展、感知觉和运动器官的共同作用的结果，动作的完成主要运用了较粗大的肌肉。精细的动作技能对于基本动作技能的发展也是必不可少的，依据动作发展理论，幼儿的基本动作技能分为移动性技能、控制技能和稳定性技能，根据这一分类对动作发展的分析如下。

1. 移动性技能的发展

幼儿期的移动性技能及其发展的阶段主要包含走、跑、跳等基本动作。走路为人的动作发展中唯一依赖年龄的技能，也是第一个基本的运动技能，是跑步、跳跃的必备技能基础。走路在 9～17 个月的幼儿中逐渐形成，并于 2～6 岁形成成熟的动作。跑步是走路自然发展的过程，随着走的速度加快，形成具有单脚支撑与腾空特征的动作，跑的动作能够反映多种身体机能水平，如腿部力量、平衡、躯干与四肢的配合能力等。跑步在 1.5～2.5 岁幼儿中得到初步发展；3～4 岁幼儿的动作趋于平稳，但还不能加速和变向跑；4～5 岁幼儿表现出基本成熟的动作模式，在平衡、控制等方面的能力都显著增强，运动中能根据口令较灵活地改变方向；5～6 岁幼儿随着速度的提高动作进一步发展，不仅能够自己控制运动的速度和方向，还可以携带器材运动，大多数儿童在 10 岁时获得跑步动作成熟的运动模式。

跳跃是一个更具有挑战性的技能，当跑步的步幅和腾空阶段延长时，跳跃的动作模式开始出现。由于需要有较强的腿部力量、平衡及协调性，最初幼儿在 1.5～

---

① 刘万伦. 学前儿童发展心理学[M]. 上海：复旦大学出版社，2014：66.

2 岁表现出站立式跳远的形式，没有准备动作和缓冲落地动作；4 岁后表现出逐渐协调的上下肢和落地缓冲动作，伴随着更大的肌肉力量和上下身体的协调；在 5 ~ 6 岁及以后阶段，幼儿能够熟练、灵活地掌握各种跳跃动作。通常女童的跳跃能力要比男童早 6 个月左右，被认为是环境影响或社会化的结果。跳跃有水平的、垂直的、从高处的 3 种不同的方向变化，有研究认为，所有这 3 种变体都存在于幼儿时期，垂直跳跃开始出现在 23 ~ 35 个月。跳跃的成熟表现预计在 7 岁之前，通常 10 岁儿童已形成成熟的模式。

前滑步、侧滑步和蹦跳是将 2 种或更多的运动模式组合而实现的一种运动技能，在 6 ~ 7 岁时掌握。前滑步、侧滑步是非常相似的不对称动作技能，其区别主要表现在运动方向和腿部位置的不同。前滑步是肩部向前，前腿弯曲，后腿伸展，恢复时两腿重叠。侧滑步通常是横向进行的，两腿在腾空时保持伸展。前滑步在 3 ~ 4 岁发展起来，紧接着是侧滑步，侧滑步的优势腿会优先发展。蹦跳被认为是最复杂的组合技巧，因为融合了不均匀的短节奏，蹦跳最早可能在 4 岁开始发展，成熟的动作水平预计发生于 7 ~ 8 岁。

攀爬是一种综合的全身运动，运动中手、脚及四肢与躯干不仅要协调配合，还要以个体的力量与灵活等素质为基础，因此，攀爬是幼儿期重要的基本能力。幼儿园中设置的攀爬架、攀爬网为幼儿的攀爬能力发展提供了可能，这一能力在幼儿中晚期发展迅速，应在幼儿早期为幼儿提供各种练习的机会，促进这一综合能力的发展，进而提高基本技能的均衡发展。

### 2. 控制技能的发展

控制技能在婴儿期就开始发展，独立行走能力形成后，双手可以自由探索周围环境，操作物体的技能得到提升。当一个人将力传递给物体或借助物体的力量时，就涉及控制技能。早期的控制技能主要取决于环境因素，这些因素使儿童有机会与物体互动和练习。控制技能包括上手投掷，下手抛、接球，踢，手脚运球，截击和水平击打等。

投为最复杂的控制技能，可通过上手、低手和侧臂完成。最初的发展尝试出现在 1.5 ~ 3 岁，5.5 ~ 8.5 岁发展为成熟能力。早期幼儿用一只脚投的动作保持平衡，表现出"同侧肢体"的动作模式，当动作接近成熟模式时表现出背部摆动、躯干旋转的特征，并出现由同侧腿到异侧腿的协调转换。

踢和击的技巧包括用身体的部分或外部工具踢或击一个物体，对动作的尝试最早出现在 2 岁，但动作主要表现为小腿对物体的推，没有后摆动作；6 岁时踢的成熟动作模式出现。击是利用外部工具，如棒或球拍来投射物体，击的能力通常在 2～3 岁发展，3～7 岁得到提高，7～9 岁发展为成熟模式。在踢和击的最初尝试过程中都是以无效的预备后摆和上下身体协调的失衡为标志的。

当幼儿试图用身体阻止一个移动的物体时，抓的技能开始出现，最早的尝试可能发生在 34 个月左右，5 岁左右逐渐完善，成熟的模式发生在 5.5～7 岁。抓的动作技术主要是预测物体轨迹的能力，同时在物体进入手臂时保持对它的控制，因为需要适应物体的运动、速度和方向而具有了复杂化的动作任务。

3. 稳定性技能的发展

稳定性技能是指个体在运动时能够保持平衡的技能，存在于每一运动技能中。稳定性技能代表平衡能力的发展，平衡是所有运动技能的基本组成部分，分为 3 类：静态（静止）、动态（移动）、静态和动态平衡的相互作用。将静态和动态平衡要素结合在一起的活动超出大多数 3～6 岁幼儿的身体能力，因此，基本动作技能中主要包括静态平衡和动态平衡。

22～23 个月的幼儿能够用一只脚站立便是静态平衡的开始。有研究发现，幼儿能够在 30 个月前站立 1 秒，38 个月后站立 5 秒，54 个月前站立 10 秒[①]。动态平衡为幼儿在运动时保持平衡的能力，可用走平衡木衡量。24 个月的幼儿能够站立在平衡木上，28 个月便开始尝试向前运动，在 38 个月时能够交替步行走过平衡木。

随着 3～6 岁幼儿基本动作技能的发展，其平衡、控制、灵活性均得到发展，能在单脚站立时掌握平衡。行走时的双臂、上体也都渐趋成熟模式，并且能在协调上下肢的同时伴随节奏。儿童发展成熟的运动技能不是生长和成熟的天然副产品，影响因素还包括家庭、教育、运动经验，若在没有指导的情况下执行，则表现出的结果通常低于成熟水平。

---

① FRANKENBURG W K, DODDS J B. The denver developmental screening test[J]. J Pediatr, 1967, 71(2): 181-191.

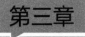

# 第三章

# 幼儿基本协调能力评价结构模型构建

本章通过理论分析与数据验证相结合的方法构建了幼儿基本协调能力评价结构模型，并对理论假设模型进行了验证性分析。结果显示，所构建的幼儿基本协调能力评价结构模型能够与所选测试指标的数据相契合，各数据指标在可接受的范围之内。通过验证表明模型符合构建标准，由此确定了幼儿基本协调能力评价指标的结构模型，并分别对所包含的结构要素及测试指标进行分析。

## 第一节　评价结构模型初步建立

### 一、构建方法与步骤

幼儿基本协调能力评价指标是在相关理论与文献分析的基础上，运用德尔菲法对指标进行筛选，最终确定的。本书通过对国内外协调能力概念的分析并结合幼儿的基本动作技能和身心及动作发展特点，对幼儿基本协调能力进行了概念的界定和结构要素的划分，以结构要素内容作为评价指标体系的组成部分，然后进行子系统的分层，最后用能够具体测量的统计指标来表示，初步建立评价指标体系。

德尔菲法需要由多个专家组成并经过多轮的咨询，并且专家之间的信息反馈是在互不交流的情况下进行的，再通过多轮意见的集中与反馈，经过统计、分析后最终形成稳定的意见。因此，运用德尔菲法进行评价指标体系的构建，使专家的意见在经过多次的反馈和咨询后，逐步趋向于集中，这种方法能够充分发挥专家的智慧和意见，并且操作简单，是一种比较严密和完善的研究方法。

幼儿基本协调能力评价结构模型构建的工作流程如图 3-1 所示。

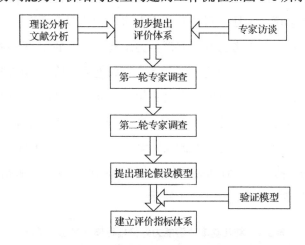

**图 3-1　幼儿基本协调能力评价结构模型构建的工作流程**

## 二、评价要素的理论筛选

### （一）评价要素的基本特征

① 相关性高：根据协调能力的内涵和外延及相关理论和验证，选取构成基本协调能力的主要影响因素，并通过针对性的测试了解其影响因子，以便在练习活动中有选择地加强，提高幼儿的基本协调能力，实现体质健康的最终目的。

② 易操作性：因为评价内容主要选取对器材、场地、测试人员要求较低、易操作性的项目，所以幼儿教师能够在正常的活动过程中将测试项目编制成小游戏对幼儿进行测试，在减少幼儿的心理负担的同时也较易提高幼儿的参与兴趣。

③ 导向性：指标的选取与幼儿基本动作技能相对应，通过评价促进基本动作发展，通过评价幼儿基本协调能力对基本技能具有引导作用，在相辅相成的关系中共同促进幼儿体质的增强。

### （二）评价指标体系构成要素的选择

幼儿基本协调能力是幼儿在完成基本动作过程中表现出来的协同配合的综合能力，根据前人有关协调、协调性、协调能力的相关研究，可以得出协调能力是一种综合表现能力，是多种要素协同工作的能力，其结构具有多维性。为了对幼儿协调能力的结构和内容进行更清晰、准确的界定，作者于 2018 年 5—9 月参加了多场幼儿体育会议与论坛，对幼儿体育专家、幼儿园教师进行了访谈，获得了宝贵的建议和信息，并参考已有对协调能力结构与概念的相关理论，结合幼儿时期活动的特点与内容，初步构建出幼儿基本协调能力评价指标体系。对于评价指标的选择与确定，主要从以下方面考虑：第一，通过借鉴前人文献中的测量指标与方法，测试动作的主要来源见附录 C；第二，通过专家问卷确定可行性的测量指标；第三，通过预测试确定幼儿的实际动作水平，修改和删除部分可行性较低的指标。幼儿基本协调能力评价指标体系的初选指标由 4 个一级指标、11 个二级指标、43 个三级指标构成，如表 3-1 所示。

表 3-1　幼儿基本协调能力评价指标体系的初选指标

| 一级指标 | 二级指标 | 三级指标 |
| --- | --- | --- |
| A 平衡能力 | A1 移动性动作平衡 | A11 走平衡木 |
| | | A12 提踵直线走 |
| | | A13 闭目原地踏步 |
| | A2 非移动性动作平衡 | A21 单脚站立 |
| | | A22 搬腿支撑平衡 |
| | | A23 树式 |
| | | A24 鸟式 |
| B 节奏能力 | B1 节奏感知 | B11 感知节奏快慢 |
| | | B12 感知节奏强弱 |
| | | B13 节奏感应性 |
| | B2 节奏再现 | B21 快慢再现 |
| | | B22 强弱再现 |
| | | B23 顺序再现 |
| C 空间定向能力 | C1 空间动作准确性 | C11 定向踢球 |
| | | C12 定向投球 |
| | | C13 接球 |
| | C2 定向能力 | C21 原地转圈变向走 |
| | | C22 曲线走 |
| | | C23 反复侧滑步 |
| | | C24 侧滚翻 |

续表

| 一级指标 | 二级指标 | 三级指标 |
|---|---|---|
| D 协同动作 | D1 感知判断能力 | D11 手反应时 |
| | | D12 足反应时 |
| | | D13 选择—反应—动作测验 |
| | D2 左右肢体配合 | D21 原地高抬腿 |
| | | D22 双手交替拍球 |
| | | D23 双脚交替前点地 |
| | | D24 左右碎步向前跑 |
| | | D25 双手交替下劈 |
| | D3 上下肢体配合 | D31 踢腿冲拳 |
| | | D32 抬膝拍腿 |
| | | D33 侧身抬膝 |
| | D4 肢体、躯干配合 | D41 跳绳/模仿跳绳 |
| | | D42 连续双脚跳 |
| | | D43 跳方格 |
| | | D44 单脚跳 |
| | D5 肢体活动范围 | D51 单腿坐位体前屈 |
| | | D52 立位转体 |
| | | D53 俯卧背伸 |
| | | D54 改良单腿坐位体前屈 |
| | | D55 俯卧抬臂 |
| | | D56 肩部拉伸触碰 |
| | | D57 直腿上抬测试 |
| | | D58 站位体前屈 |

# 三、专家调查结果与分析

## （一）专家的基本情况

### 1. 咨询专家的特点

德尔菲法运用的关键点在于专家的选择，专家所具有的理论与实践知识和经验应与研究相关且专家对研究感兴趣，对专家人数的要求也需要由研究的规模而定。有研究认为，专家人数为 4～16 人即可达到研究需要的效果，一般认为不超过 20 人。本书的专家为在幼儿体育、学校体育、体能训练、体质测量与评价等多个领域的权威学者和一线幼儿体育教师，能够避免咨询结果的片面性和主观倾向性，保证了幼儿基本协调能力筛选指标的权威性和代表性，并且兼顾了专业领域与地域分布。第一轮发放问卷 20 份，回收 18 份；第二轮在第一轮的基础上发放 18 份，回收 16 份。2 轮专家问卷的回收率分别为 90% 和 89%，符合研究问卷所需要的回收率应达到 70% 以上的基本要求。经统计可知，16 位调查专家对本研究的熟悉程度平均为 0.83，因此专家对本书的指标体系在"熟悉"程度以上，没有专家对本书的指标体系不熟悉。据此可以认为，经专家问卷所得意见和结论具有代表性且能够为本书所用。

2. 专家的积极系数、权威系数、变异系数和协调系数

（1）专家的积极系数

专家的积极系数即专家对研究的关注度和了解度，一般以问卷的回收率为依据，回收率的高低可以反映专家对问卷的积极系数。由表 3-2 可知本书 2 轮专家问卷的回收率为 89% 以上，可以说明所选专家组专家对本书的关注程度较高。

表 3-2　专家的问卷回收率统计表

| 问卷发放轮次 | 发放问卷/$n$ | 回收问卷/$n$ | 回收率/% |
| --- | --- | --- | --- |
| 第一轮 | 20 | 18 | 90 |
| 第二轮 | 18 | 16 | 89 |

（2）专家的权威系数

专家的权威程度对问卷结果的可靠性具有直接影响，其判断方法可用权威程度系数（$C_r$）表示，通过评判专家对研究所选指标的熟悉程度系数（$C_e$）和判断依据系数（$C_f$）来决定。其中 $C_e$ 由 6 个等级组成，每一等级对应特定的系数（量化值）（表 3-3）。评判 $C_f$ 的依据为 4 个不同的维度，其判断依据及量化标准如表 3-4 所示。

专家的权威系数计算公式为

$$C_r = (C_e + C_f) / 2 \qquad (3\text{-}1)$$

表3-3　专家对问卷指标的熟悉程度系数

| 熟悉程度 | 熟悉程度系数（$C_e$） |
| --- | --- |
| 很不熟悉 | 0.0 |
| 较不熟悉 | 0.1 |
| 一般 | 0.3 |
| 较熟悉 | 0.5 |
| 熟悉 | 0.7 |
| 很熟悉 | 0.9 |

表3-4　专家对问卷指标的判断依据及量化标准

| 判断依据 | 影响程度和判断依据系数（$C_f$） | | |
| --- | --- | --- | --- |
| | 大 | 中 | 小 |
| 实践经验 | 0.5 | 0.4 | 0.3 |
| 理论分析 | 0.3 | 0.2 | 0.1 |
| 国内外同行的了解 | 0.1 | 0.1 | 0.1 |
| 个人直觉 | 0.1 | 0.1 | 0.1 |

一般认为，专家的权威程度系数（$C_r$）≥0.70 为可接受的范围。本书通过对专家的权威程度系数进行计算统计后得到表 3-5，结果表明各评价指标的权威程度系数均在 0.80 以上，显示了本书的专家组成具有较高的权威程度。

表3-5　专家权威程度系数统计结果

| 指标 | 判断依据系数（$C_f$） | 熟悉程度系数（$C_e$） | 权威程度系数（$C_r$） |
| --- | --- | --- | --- |
| 平衡能力 | 0.90 | 0.88 | 0.89 |
| 节奏能力 | 0.89 | 0.82 | 0.86 |
| 空间定向能力 | 0.80 | 0.80 | 0.80 |
| 感知判断能力 | 0.86 | 0.80 | 0.83 |
| 肢体配合能力 | 0.94 | 0.90 | 0.92 |
| 肢体活动范围 | 0.84 | 0.80 | 0.82 |

（3）专家的变异系数和协调系数

专家意见的协调程度反映了所选专家对指标评价的差异性，可通过计算变异系数（CV）和协调系数（$W$）等来表示。

变异系数（CV）是衡量不同专家意见变异程度的统计量，CV 越小，表示专家的协调程度越高，计算公式为

$$\mathrm{CV}_i = \delta_i / N_i$$

式中，$\mathrm{CV}_i$ 为指标 $i$ 的变异系数，$\mathrm{CV}_i \geq 0.25$ 即表示专家意见的协调程度不足；$\delta_i$ 为指标 $i$ 的标准差；$N_i$ 为指标 $i$ 的平均数。

对第二轮问卷指标的专家意见运用 SPSS 统计软件进行描述性统计分析，一级指标 A ~ F、二级指标 A11 ~ F4 的变异系数（CV）均小于 0.25，说明经过 2 轮筛选后专家的意见已比较集中，指标得到了专家的一致认可，具有较高的一致性。

协调系数（$W$）反映了专家对所评价指标意见的一致性程度，$W$ 介于 0 ~ 1，其值越大，则说明协调程度越高。肯德尔协调系数的计算步骤如下。

① 计算指标的秩次和，即第 $a$ 个专家对第 $b$ 个指标评分对应的秩次和，计算公式为

$$S_b = \sum_{i=1}^{n} K_{ab} \tag{3-2}$$

② 计算 $\overline{S}_b$ 的算术平均数（$\overline{S}_b$ 为 $b$ 个指标秩次和的算术平均数），计算公式为

$$\overline{S}_b = \frac{1}{n} \sum S_b \tag{3-3}$$

③ 计算指标秩次和的离差，计算公式为

$$R = S_b = \overline{S}_b \tag{3-4}$$

④ 计算协调系数 $W$，计算公式为

$$W = \frac{12}{a^2(b^3-b)} \sum_{i=1}^{n} R^2 \tag{3-5}$$

式中，$a$ 为专家的人数；$b$ 为指标的个数；$\sum_{i=1}^{n} R^2$ 为离差平方和。

当专家对指标的评价等级相同时，计算公式为

$$W = \frac{12}{a^2(b^3-b) - a\sum_{i=1}^{m}(m^3-m)} \sum_{i=1}^{n} R^2 \tag{3-6}$$

式中，$m$ 为评价相同的组数。

⑤ 检验 $W$ 的显著性水平。$H_0$：评分者之间没有一致性。$H_1$：评分者之间存在一致性，当评分人数 $a$ 为 3 ~ 20，评价指标 $b$ 为 3 ~ 7 时，可直接查肯德尔协调

系数表，比较对应的临界值与表中值，若大于表中值，则说明 $W$ 达到显著水平，评分具有一致性，反之则不具有显著水平；被评价指标数大于 7 时则要先将 $W$ 转换为 $x^2$，再进行 $x^2$ 检验观察是否达到显著水平，计算公式为

$$x^2 = \frac{12}{ab(b+1) - \dfrac{1}{b-1}\sum_{i=1}^{m}(m^3 - m)} \sum_{i=1}^{n} R^2 \qquad (3\text{-}7)$$

式中，$x^2$ 为卡方值；$a$ 为专家的人数；$b$ 为指标的个数；$\displaystyle\sum_{i=1}^{m} R^2$ 为离差平方和。

运用 SPSS 统计软件分析专家在 2 轮问卷中的意见，计算协调系数，结果如表 3-6 所示。因为本书中被评价的指标个数大于 7，所以要对卡方值进行计算。通过 2 轮问卷后，一级、二级指标的卡方值所对应的 $p<0.05$，达到显著性水平，可以认为，本书所选专家团队对幼儿基本协调能力评估意见的协调性较好，评估结果可信。

**表 3-6 专家意见协调系数**

| 指标 | 第一轮 | | | | 第二轮 | | | |
| --- | --- | --- | --- | --- | --- | --- | --- | --- |
| | $W$ | $x^2$ | $D$ | $p$ | $W$ | $x^2$ | $D$ | $p$ |
| 一级指标 | 0.479 | 4.263 | 3 | 0.234 | 0.744 | 43.528 | 5 | 0.000 |
| 二级指标 | 0.434 | 73.331 | 42 | 0.002 | 0.688 | 84.446 | 28 | 0.000 |

注：$W$ 为肯德尔协调系数；$x^2$ 为卡方值；$D$ 为自由度；$p$ 为渐近显著性。

### （二）指标体系的构建

1. 第一轮专家调查结果与分析

根据专家对初选指标重要性的评定意见，经过综合分析后，删除了代表性较低或难度较大的指标，保留了被专家认可的指标，最后形成第二轮专家问卷（附录 D 和附录 E）。具体修改情况如下。

① 把平衡能力二级指标改为静态平衡、动态平衡，侧身抬膝改为体转抬膝。

② 根据专家意见及测试的简洁性、可操作性，把协同动作一级指标替换为感知判断能力、肢体配合能力、肢体活动范围 3 个一级指标。

③ 动态平衡下增加脚跟直线走二级指标。

④ 删掉不科学、不合适的三级指标：走平衡木（与心理、前庭器官能力有关）、搬腿支撑平衡（难度大）、树式、鸟式、选择—反应—动作测验（不合理）、双手交替拍球（难度大，有技能因素）、跳绳（难度大，有技能因素）、俯卧背伸（与背肌力量有关）、俯卧抬臂（与力量有关）。

2. 第二轮专家调查结果与分析

经过对第一轮专家筛选后的指标进行总结、分析，依据专家意见重新拟定了幼儿基本协调能力专家问卷，请专家进行第二轮的筛选。从统计结果看，专家没有再提出新的指标，并且除对个别指标专家提出修改意见外，其余指标基本被专家认可。其中，专家认为，"踢腿冲拳指标对于练习跆拳道和武术技能的幼儿来说不具有鉴别力"，本书经过调查与文献研究认为，这类项目属于少数群体参与活动类，并且此指标的难易程度能够反映这一年龄段幼儿的左右、上下肢体协调配合能力，因此予以保留。第二轮专家指标筛选结果如表 3-7 所示。

表 3-7　第二轮专家指标筛选结果（$n$=16）

| 指标 | 平均数 | 标准差 | 变异系数 |
|---|---|---|---|
| A 平衡能力 | 4.86 | 0.38 | 0.08 |
| B 节奏能力 | 4.14 | 0.69 | 0.17 |
| C 空间定向能力 | 4.43 | 0.54 | 0.12 |
| D 感知判断能力 | 4.29 | 0.76 | 0.18 |
| E 肢体配合能力 | 4.71 | 0.49 | 0.10 |
| F 肢体活动范围 | 3.29 | 0.76 | 0.23 |
| A11 提踵直线走 | 4.86 | 0.38 | 0.08 |
| A12 闭目原地踏步 | 4.43 | 0.79 | 0.18 |
| A13 脚跟直线走 | 4.14 | 0.90 | 0.22 |
| A21 单脚站立 | 4.29 | 0.95 | 0.22 |
| B11 感知节奏快慢 | 4.57 | 0.54 | 0.12 |
| B12 感知节奏强弱 | 4.29 | 0.49 | 0.11 |
| B13 节奏感应性 | 4.43 | 0.54 | 0.12 |
| B21 快慢再现 | 4.14 | 0.69 | 0.17 |
| B22 强弱再现 | 3.86 | 0.69 | 0.18 |
| B23 顺序再现 | 4.00 | 0.82 | 0.20 |
| C11 定向踢球 | 4.43 | 0.79 | 0.18 |
| C12 定向投球 | 4.57 | 0.54 | 0.12 |
| C13 接球 | 4.29 | 0.76 | 0.18 |
| C21 原地转圈变向走 | 4.71 | 0.49 | 0.10 |
| C22 曲线走 | 4.71 | 0.49 | 0.10 |

续表

| 指标 | 平均数 | 标准差 | 变异系数 |
|---|---|---|---|
| C23 反复侧滑步 | 4.14 | 0.69 | 0.17 |
| C24 侧滚翻 | 3.86 | 0.69 | 0.18 |
| D1 手反应时 | 4.57 | 0.79 | 0.17 |
| D2 足反应时 | 4.43 | 0.79 | 0.18 |
| E1 原地高抬腿 | 4.14 | 0.69 | 0.17 |
| E2 踢腿冲拳 | 4.43 | 0.79 | 0.18 |
| E3 跳方格 | 4.57 | 0.79 | 0.17 |
| E4 双脚跳 | 4.29 | 0.76 | 0.18 |
| E5 单脚跳 | 4.43 | 0.54 | 0.12 |
| E6 体转抬膝 | 4.29 | 0.76 | 0.18 |
| F1 单腿坐位体前屈 | 4.14 | 0.90 | 0.22 |
| F2 肩部拉伸触碰 | 4.00 | 0.82 | 0.20 |
| F3 站位体前屈 | 4.00 | 0.58 | 0.14 |
| F4 直腿上抬测试 | 4.29 | 0.95 | 0.22 |

经过 2 轮专家对指标的筛选，删除和调整了部分不合适的指标，并经过对专家意见的积极系数、权威系数、变异系数和协调程度的分析，初步确定了幼儿基本协调能力评价指标体系的结构，包括平衡能力、节奏能力、空间定向能力、感知判断能力、肢体配合能力和肢体活动范围 6 个要素和 28 个测试指标。

# 第二节 评价结构模型验证

## 一、理论假设模型

通过分析国内外学者对协调能力的概念、分类及层次的划分及协调能力的理论基础，本书界定了幼儿基本协调能力的概念及构成，并经过专家的筛选后初步确定了幼儿基本协调能力的评价结构，形成幼儿基本协调能力评价的结构假设模型，该模型将接受验证性因子分析的检验，以作为评价幼儿基本协调能力的基础。

## 二、效度与信度检验

### （一）效度

效度是指实际测量结果所能反映的指标特征的程度，效度评价主要有内容效度和结构效度2个指标。

内容效度体现的是所选指标的代表性和综合性，即测量项目能否反映所要测量的特质和达到测量目的。内容效度主要取决于测量项目产生的实际背景，即测量内容与测量目标之间的适合性和逻辑相符性，也就是指所选择的测量指标是否符合测量的目的和要求。本书所选测量指标大多参考了国内外已有的研究文献，并根据概念定义，结合实际问题的研究背景进行设置。此外，本书的问卷设计经过对专家的访谈结合了专家的意见，并在问卷调查过程中得到了较一致的认可。由附录F可知，大于75%的专家对指标的重要性程度评价在"比较重要"及以上，因此本问卷具有良好的内容效度。

结构效度主要采用探索性因子分析法，是通过评价测量指标的因子载荷而得的。在进行因子分析之前，要检验变量之间的相关性。由表3-8可知，KMO（Kaiser-Meyer-Olkin）值为0.791，表示变量之间具有适中相关（Middling）[①]，适合进行因素分析。

表3-8　KMO和巴特利特球形度检验表

| KMO取样适切性量数 | | 0.791 |
| --- | --- | --- |
| 巴特利特球形度检验 | 近似卡方 | 882.065 |
| | 自由度 | 171 |
| | 显著性 | 0.000 |

对测量指标中各维度变量分别进行探索性因子分析，由附录G可知，感知节奏快慢、感知节奏强弱、接球、定向投球、侧滚翻、站位体前屈、单脚跳、双脚跳8个指标的因子载荷明显小于0.5，不具有收敛效度，并且专家在问卷中指出节奏再现维度下的感知节奏强弱、快慢指标更多反映的是幼儿的用心程度和记忆力，

---

① 吴明隆. 结构方程模型——AMOS的操作与应用[M]. 21版. 重庆：重庆大学出版社，2010：208.

空间动作准确性指标与幼儿平时锻炼的球类项目有很大相关，侧滚翻对于年龄段较小的幼儿来说难度较大，因此综合分析后删除这些指标。此外，原地高抬腿在2个因子中的载荷值均较高，属于横跨因子现象，且在测试过程中属于难度较大的动作，因此删除该指标。

删除9个指标后再进行探索性因子分析，得到表3-9，数据结果显示删除9个指标后得到的每个指标的因子载荷值基本在0.5以上，达到分析的基本标准，不需要再删除指标，需要下一步对每个维度进行信度检验。

表3-9 指标的因子旋转载荷矩阵

| 指标名称 | 构成 | | | | | |
|---|---|---|---|---|---|---|
| | 1 | 2 | 3 | 4 | 5 | 6 |
| 顺序再现 | 0.873 | | | | | |
| 快慢再现 | 0.854 | | | | | |
| 强弱再现 | 0.851 | | | | | |
| 节奏感应性 | 0.790 | | | | | |
| 闭目原地踏步 | | 0.763 | | | | |
| 脚跟直线走 | | 0.683 | | | | |
| 提踵直线走 | | 0.584 | | | | |
| 单脚站立 | | 0.493 | | | | |
| 曲线走 | | | −0.712 | | | |
| 定向踢球 | | | 0.658 | | | |
| 原地转圈变向走 | | | 0.636 | | 0.414 | |
| 反复侧滑步 | | | 0.619 | | 0.487 | |
| 直腿上抬测试 | | | | 0.755 | | |
| 肩部拉伸触碰 | | | −0.319 | 0.724 | | |
| 单腿坐位体前屈 | | | −0.351 | 0.694 | | |
| 踢腿冲拳 | | | | | 0.846 | |
| 跳方格 | | | | | 0.700 | |
| 手反应时 | | | | | | 0.744 |
| 足反应时 | | | 0.320 | | | 0.669 |

幼儿基本协调能力评价指标体系及标准

## （二）信度

信度主要是论证测试方法和测试的指标数据的可信性，在本书的测试中指运用同一测量方法和工具对同一对象进行测量而得到数据结果一致的可能性。本书的内部一致性评价采用 Cronbach's α 系数法，该方法适合对定距变量进行分析，其值一般介于 0~1，越接近 1，说明信度越高，如表 3-10 所示。

表 3-10　各维度信度检验结果表

| 维度名称 | 指标 | 该指标被删除后的维度均值 | 该指标被删除后的维度方差 | 该指标被删除后的信度系数 | Cronbach's α 系数 |
|---|---|---|---|---|---|
| 平衡能力 | 提踵直线走 | 62.748 | 957.918 | 0.519 | 0.645 |
| | 脚跟直线走 | 40.819 | 582.471 | 0.401 | |
| | 单脚站立 | 53.569 | 636.491 | 0.446 | |
| | 闭目原地踏步 | 47.221 | 498.669 | 0.277 | |
| 节奏能力 | 快慢再现 | 10.924 | 12.409 | 0.821 | 0.870 |
| | 强弱再现 | 10.806 | 11.676 | 0.825 | |
| | 顺序再现 | 11.041 | 12.460 | 0.814 | |
| | 节奏感应性 | 10.518 | 13.617 | 0.869 | |
| 空间定向能力 | 原地转圈变向走 | 22.545 | 26.704 | 0.401 | 0.593 |
| | 曲线走 | 30.251 | 58.105 | 0.641 | |
| | 反复侧滑步 | 27.75 | 28.493 | 0.341 | |
| | 定向踢球 | 31.698 | 47.363 | 0.557 | |
| 肢体配合能力 | 跳方格 | 5.607 | 3.321 | — | 0.606 |
| | 踢腿冲拳 | 5.051 | 1.471 | — | |
| 感知判断能力 | 手反应时 | 0.327 | 0.062 | — | 0.687 |
| | 足反应时 | 0.275 | 0.089 | — | |
| 肢体活动范围 | 直腿上抬测试 | 11.444 | 93.323 | 0.734 | 0.578 |
| | 单腿坐位体前屈 | 7.447 | 35.907 | 0.093 | |
| | 肩部拉伸触碰 | 9.200 | 26.695 | 0.095 | |

表 3-10 的结果显示：各维度的信度基本在 0.6 以上，具有较好的信度，其中空间变向能力 0.593 接近 0.60，肢体活动范围维度中的直腿上抬测试被删除后，此维度的信度将由 0.578 上升到 0.734，有明显上升，说明这个指标应从相应的维度内删除。

78

## 三、验证性因子分析

验证性因子分析用以检验理论假设的模型是否与实际测量的数据契合，所选指标变量是否可以作为潜在变量的测量指标，假设模型的基础为特定的理论观点或概念架构，用适配度指数（Goodness-of-Fit Index，GFI）来判定假设的模型图与数据的适配程度，采用最大似然法进行参数估计和显著性检验。验证性因子分析的主要指标如下。

① $\chi^2$：值越小表示整体模型与数据资料越适配，当 $\chi^2 = 0$ 时表示十分适配，当卡方值检验的显著性概率 $p > 0.05$ 时，表示模型与数据拟合效果较好。

② $\chi^2/\mathrm{df}$：卡方与自由度的比值越小，表示假设模型的协方差矩阵与数据越匹配，模型的适配度越好，一般认为，介于 1 ~ 3 表示假设模型的配适度良好。

③ GFI、AGFI（Adjusted goodness-of-Fit Index，调整后适配度指数）：GFI 和 AGFI 的值介于 0 ~ 1，值越大表示契合度越高，一般大于 0.90 表示具有良好的配适度。

④ RMSEA（Root Mean Square Error of Approximation，近似均方根误差）：为渐进残差均方和的平方根，是不需要基线模型的绝对指标，其值越小越好，值为 0.05 ~ 0.08 表示模型拟合良好，超过 0.10 表示不良配适[①]。

⑤ CFI（Comparative Fit Index，比较拟合指数），该值介于 0 ~ 1，越接近 1 表示拟合越好。一般认为，CFI ≥ 0.9 表示模型拟合较好。

⑥ TLI（Tucker-Lewis index，Tucker-Lewis 指数），该值介于 0 ~ 1，越接近 1 表示拟合越好。一般认为，TLI ≥ 0.9 表示模型拟合较好。

在经过信度和效度检验后，对删除 9 个指标后的测量指标，通过验证性因子分析进一步对结构效度进行检验，验证性因子分析首先需要考察模型拟合优度是否理想，再对每个指标的因子载荷进行显著性检验。

Thompson 提到在 SEM 模型中，测量模型是整体模型的一部分，应先被验证，如果测量模型都没有信度，那么测量构面之间的连接就毫无意义了[②]。Brown 认为，

① MACCALLUM R C, BROWNE M W, SUGAWARA H M. Power analysis and determination of sample size for covariance structure modeling[J]. Psychological methods, 1996, 1(2): 130-149.

② THOMPSON B. Exploratory and confirmatory factor analysis: Understanding concepts and applications[M]. Washington D C: American Psychological Association, 2004: 134.

许多 SEM 的结果不好，不完全因为模型设定的问题或错误，更多的可能是测量模型的问题，因此，模型的检测需要从测量模型开始[①]。本书的验证性因子分析主要分析测量模型，检验测量指标是否可以正确反映研究的构面或因素。

（一）测量模型构面的验证性因子分析

一阶验证性因子分析模型是指观察变量与潜在变量连接，模型正定的条件为潜在变量变异数设 1 或某一观察变量因素负荷量设 1，每个构面至少要有 3 个观察变量，首先需要对每个构面的测量模型进行拟合度的验证。

1. 节奏能力

节奏能力维度共有 4 个测量指标，自由度为 4×5/2=10df，共估计 4 个残差加上 1 个变异数及 3 个因素负荷量，自由度大于估计参数，模型属于过度辨识，符合理论上模型正定的要求。对模型执行验证性因子分析后，其标准化系数各指标均在 0.6 以上且未超过 0.95，残差均为正且显著，即无违犯估计。$\chi^2 / df = 2.661 < 3$，GFI=0.985，AGFI=0.926 均大于 0.90，RMSEA=0.099 接近 0.08 以内适配良好的标准，综合考虑以上指标，可知该假设模型可以被接受（图 3-2）。

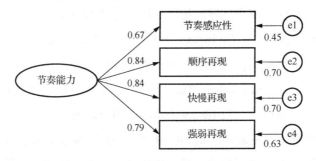

**图 3-2　节奏能力一阶验证性因子分析**

2. 平衡能力

平衡能力维度共有 4 个测量指标，自由度为 4×5/2=10df，共估计 4 个残差加上 1 个变异数及 3 个因素负荷量，自由度大于估计参数，模型属于过度辨识，符合理论上模型正定的要求。对模型执行验证性因素分子后，其标准化系数各指标

① BROWN T A.Confirmatory factor analysis for applied research[M]. New York: Guilford Press, 2006: 168.

均在 0.6 以上或接近 0.6（单脚站立 0.56）且未超过 0.95，残差均为正而且显著，即无违犯估计。GFI=0.961>0.90，$\chi^2/df$、AGFI、RMSEA 指标均不在适配标准之内。原因可能是单脚站立属于静态平衡，与其他 3 个指标分别属于 2 个维度，本书把其共同归为平衡能力合并分析的缘故，应删除单脚站立指标，但由于还没有研究证明静态平衡不是协调能力的影响因素之一，并且单脚站立指标在国内外被广泛应用于幼儿基本动作能力测试中，所以本书保留这一指标进行下一步的分析（图 3-3）。

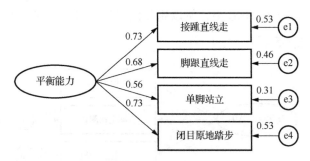

**图 3-3 平衡能力一阶验证性因子分析**

3. 空间定向能力

空间定向能力维度共有 4 个测量指标，自由度为 4×5/2=10df，共估计 4 个残差加上 1 个变异数及 3 个因素负荷量，自由度大于估计参数，模型属于过度辨识，符合理论上模型正定的要求。执行验证性因子分析后，其标准化系数各指标均在 0.6 以上且未超过 0.95，残差均为正而且显著，即无违犯估计。$\chi^2/df = 2.180 < 3$，GFI=0.992，AGFI=0.959 均大于 0.90，RMSEA=0.066 处于 0.08 以内的适配标准，综合考虑以上指标，认为该假设模型可以被接受（图 3-4）。

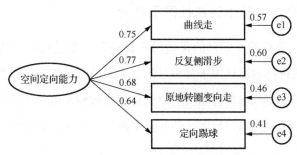

**图 3-4 空间定向能力一阶验证性因子分析**

4. 肢体活动范围

肢体活动范围维度共有 3 个测量指标，自由度为 3×4/2=6df，共估计 3 个残差加上 1 个变异数及 2 个因素负荷量，自由度等于估计参数，模型属于恰好辨识，符合理论上模型正定的要求。执行验证性因子分析后，坐位体前屈、肩部拉伸触碰的标准化系数均在 0.6 以上且未超过 0.95，直腿上抬测试的因素负荷量小于 0.60 的标准，可能由于幼儿时期这一指标大多在 90°～135°，区别性较小且对关节活动范围的影响较小，所以删除此指标后进一步进行整体性一阶验证性因子分析（图 3-5）。

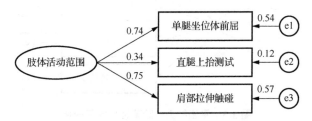

**图 3-5　肢体活动范围一阶验证性因子分析**

5. 感知判断能力和肢体配合能力

对测量模型构面的验证性因子分析至少要有 3 个测量指标，因为感知判断能力、肢体配合能力构面分别只有 2 个指标，无法进行构面的单独验证，验证性因子分析的双指标正定准则为如果一个构面只有 2 个指标，至少需要有 2 个潜在构面模型才能辨识。因此，本书将进行整体模型的验证性因子分析。

（二）测量模型整体验证性因子分析

验证性因子分析的主要目的是检验假设模型与测量指标之间关系的相似程度，对单个构面进行验证性因子分析可知，本书的测量指标能够表现所测量的构面，下一步将采用 AMOS 统计软件通过整体模型检验来进一步检验模型的整体拟合程度及各测量指标的相关程度。幼儿基本协调能力的验证性因子分析的执行结果如图 3-6 所示。

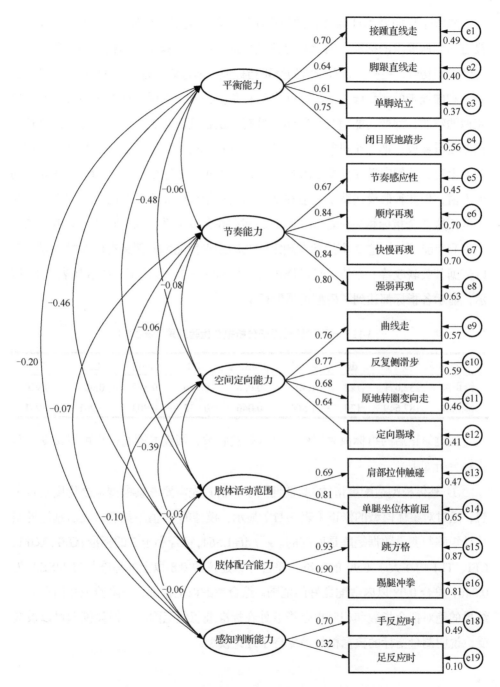

**图3-6 幼儿基本协调能力的验证性因子分析的执行结果**

检验结果如表 3-11 第 2 行的指标所示，其中适配度指数 AGFI=0.882<0.900，没有达到所要求的标准，因此须对其模型进行修正，修正的前提是要与理论或已有经验相切合，检查是否有较大的修正指标值。通过修正指标值 MI 可知，若单脚站立和曲线走的测量误差 e3 与 e9 之间有共变关系，则说明这 2 个指标具有某些相似的特质，即变向能力与平衡能力具有一定程度的相关关系，因此可以将这一误差变量释放，把 2 个进行相关后的配适度指标的卡方值降低且适配度指数值均有所上升；若假定潜在变量 flexible 与 e19 之间有共变关系，则可释放 18.612 的卡方值，但此种假设违背了"潜在变量与测量指标间无相关"的基本假定，因此不能把这 2 个指标相关；若 e1 和 e2 之间存在共变关系，则可降低卡方值，依据理论和经验可知，这 2 个指标在测定幼儿动态平衡能力方面具有内在的关联，可以依据其关联改善卡方值。经过修正后，得到图 3-7，其适配度指数如表 3-11 所示，显示各指标都达到了模型的适配标准。

**表 3-11　一阶验证性因子分析拟合检验结果（$n$=272）**

| $T$ | $\chi^2$ | df | $\chi^2 / df$ | RMSEA | GFI | AGFI | CFI | TLI |
|---|---|---|---|---|---|---|---|---|
| 修正前 | 232.621 | 122 | 1.907 | 0.058 | 0.916 | 0.882 | 0.906 | 0.920 |
| 修正后 | 187.649 | 120 | 1.564 | 0.046 | 0.932 | 0.903 | 0.961 | 0.951 |

经过修正后的指标值表明模型可以顺利收敛，假设的测量模型可以接受，其指标分析如下。

① 整体模型适配度指数。验证性因子分析首先需要考察模型拟合优度是否理想，通过对整体模型的修正（表 3-11）显示：模型的 $\chi^2$ 值不显著，表示理论模型估计矩阵与测量数据矩阵是匹配的。$\chi^2 / df$=1.564，符合小于 3 的标准；GFI、AGFI、CFI、TLI 均在大于 0.90 的标准，符合专家建议的 0.8 以上的标准[①]；RMSEA 为 0.046，符合 0.08 以内适配良好的范围。综合考虑以上指标，一阶验证性因子分析结果的绝对拟合指数和相对拟合指数处在标准理想值范围内，假设模型可以被接受，说明测量指标的数据很好地支持了理论模型。

---

① DOLL W J, XIA W, TORKZADEH G A.Confirmatory factor analysis of the enduser computing satisfaction instrument[J]. MIS quarterly, 1994, 18(4): 453-461.

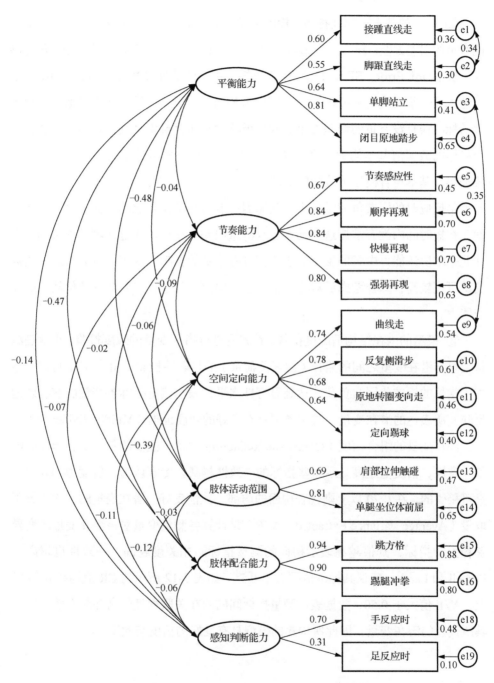

**图 3-7　幼儿基本协调能力测量模型的修正模型**

② 模型的基本适配度指数。检验主要遵循以下几个准则：第一，估计参数不能有负的误差方差；第二，因素负荷量介于 0.50～0.95；第三，不能有很大的标准误（Standard Error，SE）。由表 3-12 可知，本书的估计参数基本达到 0.001 的显著性水平（足反应时 $p=0.002$），表明模型的内在质量可接受，所有参数没有出现大的标准误且没有负的误差方差。假设模型没有违背辨识规则，从结果来看，每个指标的载荷值基本均大于 0.5（足反应时=0.316），表示模型的基本适配度指数较理想，基本符合模型可接受的要求。

足反应时的因素负荷量较小，其原因可能与此动作要求脚跟固定有关，部分幼儿在短时间内没有掌握这一动作导致测量误差的存在。通过文献调查可知，在幼儿基本协调能力中脚的反应对于协调具有重要的贡献且专家筛选时对这一指标的认可度较高，综合考虑后对这一指标予以保留，与手反应时共同评价幼儿的反应能力。

③ 模型的内在结构适配度指数。首先要进行指标变量的效度检验，也就是测量变量与潜在变量之间的路径（因素负荷量）的显著性检验。由表 3-12 可知，本书中指标的标准化因素负荷均达到显著性水平，表示测量指标各变量能够有效地反映其所表达的潜在变量，说明模型具有良好的效度证据（Validity Evidence）。

潜在变量的组合信度（Composite Reliability，CR）主要测量构面各指标的内部一致性，信度值越高显示这些指标的一致性越高。专家认为，信度为 0.6～0.7 是可接受的，在 0.70 以上则代表构面的内部一致性良好。潜在变量的平均变异萃取量（Average Variance Extracted，AVE）是计算各测量变量对该潜在变量的变异解释力的指标，其值越高表示构面的测量指标间相关度越高，一致性也越高，Fornell 和 Larcker 建议其标准值须大于 0.5[①]。如表 3-12 所示的 CR 值均在 0.70 以上，AVE 值大于 0.50，数据表示测量指标间的内在关联程度较高并能有效地反映其所代表的潜在变量，因此所构建的模型具有良好的信度与效度。

---

① FORNELL C, LARCKER D F. Structural equation models with unobservable variables and measurement error[J]. Journal of marketing research, 1981, 18(1): 39-50.

表 3-12　一阶验证性因子分析结果

| 构面 | 指标 | 模型参数估计值 | | | | 标准化因素负荷 | 收敛效度 | | |
| --- | --- | --- | --- | --- | --- | --- | --- | --- | --- |
| | | 非标准化因素负荷 | SE | CR (*t*-value) | *p* | | SMC | CR | AVE |
| 节奏能力 | 快慢再现 | 1 | | | | 0.836 | 0.699 | | |
| | 强弱再现 | 1.062 | 0.089 | 11.929 | *** | 0.796 | 0.634 | 0.866 | |
| | 顺序再现 | 0.979 | 0.079 | 12.358 | *** | 0.836 | 0.699 | | 0.620 |
| | 节奏感应性 | 0.774 | 0.083 | 9.298 | *** | 0.669 | 0.448 | | |
| 定向能力 | 曲线走 | 1 | | | | 0.737 | 0.543 | | |
| | 反复侧滑步 | 1.119 | 0.101 | 11.036 | *** | 0.780 | 0.608 | | 0.510 |
| | 原地转圈变向走 | 1.035 | 0.104 | 9.943 | *** | 0.677 | 0.460 | 0.805 | |
| | 定向踢球 | 0.882 | 0.094 | 9.372 | *** | 0.635 | 0.402 | | |
| 肢体配合能力 | 跳方格 | 1 | | | | 0.932 | — | — | — |
| | 踢腿冲拳 | 0.989 | 0.079 | 12.559 | *** | 0.901 | — | | |
| 肢体活动范围 | 肩部拉伸位体前屈 | 1 | | | | 0.687 | — | — | — |
| | 单腿坐位体前屈 | 0.577 | 0.115 | 5.02 | *** | 0.807 | — | | |
| 平衡能力 | 提踵直线走 | 1 | | | | 0.600 | 0.360 | | |
| | 闭目原地踏步 | 1.345 | 0.164 | 8.212 | *** | 0.805 | 0.648 | 0.768 | 0.554 |
| | 脚跟直线走 | 1.059 | 0.122 | 8.649 | *** | 0.550 | 0.300 | | |
| | 单脚站立 | 1.115 | 0.143 | 7.795 | *** | 0.641 | 0.410 | | |
| 感知判断能力 | 手反应时 | 1 | | | | 0.701 | — | — | — |
| | 足反应时 | 0.028 | 0.012 | 3.156 | 0.002 | 0.316 | — | | |

***\****p*<0.001。

### （三）幼儿基本协调能力二阶验证性因子分析

一阶验证性因子分析结果的绝对拟合指数和相对拟合指数基本在标准理想值范围内，各维度指标的载荷值基本均大于 0.5，并且均通过显著性检验（$p<0.05$）。

在此基础上，进一步进行二阶验证性因子分析，目的是检验是否有一个更一般化、更整体性的因素存在，能够解释一阶之间的共变关系，即检验是否较一阶模型更精简。

一阶验证性因子分析构面经过分析均已确认没有问题，现需要分析二阶到一阶的因素负荷量并报告模型的适配度指数（表 3-13），依据 Doll 目标系数（Target Coefficient，T）以一阶完全有相关的卡方值/二阶验证性因子分析卡方值，结果越接近 1，表明二阶模型比一阶模型越精简，可以取代一阶模型。本书中幼儿基本协调能力二阶模型 $T=232.621/242.223=0.960$，表明二阶验证性因子分析解释了一阶有相关模型的 96%，适配度指数 GFI、AGFI、CFI、RMSEA 均在可接受范围，残差均为正且显著，无违犯估计[1]。因此，本书二阶构面符合理论模型的要求。由表 3-14 可知经二阶验证性因子分析后，6 个构面中除肢体活动范围和感知判断能力外的标准化因素负荷较低，节奏能力构面接近 0.600 的指标，其余构面的因素负荷都在 0.600 及以上，说明幼儿基本协调能力与关节的柔韧性和反应能力之间的关系相比其他影响因素低，因为幼儿期是协调能力发展的初始阶段，其动作简单且变化少、幅度小，受肢体的柔韧性和反应能力的影响要低一些。专家在问卷中也指出"肢体活动范围在幼儿期不会成为限制其基本协调性发展的主要因素，因为 3～6 岁幼儿的柔韧性都比较好，能够满足基本协调能力的需求"，但它又是协调能力发展过程中不可缺失和忽略的因素，因此，本书保留 2 个构面。此外，检验模型的 CR 为 0.700，达到规定标准范围，AVE 为 0.486 接近 0.5 的标准，表明模型的收敛效度指标是可接受的。

表3-13　验证性因子分析拟合检验适配度指数对比

| $\chi^2$ | df | $\chi^2/\text{df}$ | RMSEA | GFI | AGFI | CFI | TLI |
|---|---|---|---|---|---|---|---|
| 232.621 | 122 | 1.907 | 0.058 | 0.916 | 0.882 | 0.906 | 0.920 |
| 242.223 | 131 | 1.849 | 0.056 | 0.912 | 0.885 | 0.936 | 0.926 |

---

[1] DOLL W J, XIA W, TORKZADEH G A.Confirmatory factor analysis of the enduser computing satisfaction instrument[J]. MIS quarterly, 1994, 18(4): 453-461.

表 3-14　幼儿基本协调能力模型参数估计值

| 协调能力构面 | 模型参数估计值 | | | | | SMC | 收敛效度 | | |
| --- | --- | --- | --- | --- | --- | --- | --- | --- | --- |
| | 非标准化因素负荷 | SE | CR (t-value) | p | 标准化因素负荷 | | 1-SMC | CR | AVE |
| 平衡能力 | 1.000 | | | | 0.770 | 0.593 | 0.407 | 0.700 | 0.486 |
| 空间定向能力 | 0.653 | 0.135 | 4.837 | *** | 0.635 | 0.403 | 0.597 | | |
| 肢体活动范围 | 0.089 | 0.518 | 2.195 | ** | 0.308 | 0.095 | 0.905 | | |
| 节奏能力 | 0.124 | 0.128 | 2.066 | ** | 0.578 | 0.334 | 0.666 | | |
| 肢体配合能力 | 0.949 | 0.188 | 5.054 | *** | 0.600 | 0.360 | 0.640 | | |
| 感知与判断能力 | 0.083 | 0.002 | 1.228 | * | 0.229 | 0.052 | 0.948 | | |

*$p < 0.05$。
**$p < 0.01$。
***$p < 0.001$。

## （四）评价结构模型确定

通过对幼儿基本协调能力各指标的验证性因子分析，得出所构建的幼儿基本协调能力评价结构理论模型能够与所测试指标的数据契合，因此，幼儿基本协调能力评价结构模型得到确定，其结构模型如图 3-8 所示。

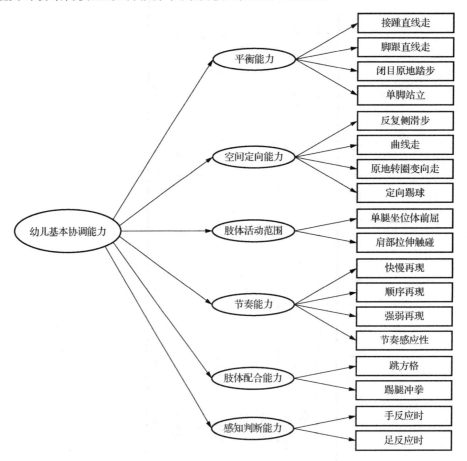

**图 3-8　幼儿基本协调能力评价结构模型**

# 四、分析与讨论

## （一）模型科学性分析

指标初选是构建评价体系的首要步骤，而德尔菲法是多名专家在互不干扰的环境下，通过信息知识协同，产生较为合理的指标<sup>①</sup>，故为常用的指标初选方法。由于研究涉及体能、学前教育、学校体育等学科领域，在对文献进行分析的基础上结合对相关领域权威专家的访谈进行指标初选，并且专家的积极系数和权威程度、专家意见的协调程度和变异系数较好地证实了指标内容效度的可信性。

探索性因子分析是国内评价结构效度的常规方法，但采用交叉验证程序兼顾了理论的发展过程，有利于评价体系测试的确定性和可靠性<sup>②</sup>。具体方法为把样本数据按比例分别进行探索性因子分析和验证性因子分析<sup>③</sup>，结合相关理论构建模型，通过验证性因子分析对模型进行检验。本书使用交叉验证程序增加了结构效度评价的可靠性。

## （二）评估工具比较分析

由于对协调能力定义的不同，指标的选择必然存在差异。BOTMP 包含跑速和灵敏性、平衡、双侧协调、力量、上肢协调、反应速度、视觉动作控制、上肢速度和灵巧性 8 个子项目。MABC-2 把手部精细动作、手眼协调能力和平衡能力作为基本要素<sup>④</sup>。PDMS 由粗大动作和精细动作组成，粗大动作包括反应、平衡、静止、移动、接和推 5 个纬度，精细动作包括抓握测试、手的使用、手眼协调和操作的灵巧性等<sup>⑤</sup>。TGMD 由移动技能和物体控制 2 个子测试的 12 个基本动作技能组成。不同于国外协调能力测试，本书从协调能力的定义和要素出发，把感知判断能力和肢体活动范围作为协调能力的重要构成要素，认为协调能力中若缺乏感知判断能力，则仅依靠动作能力测试不足以全面反映幼儿协调能力；并且肢体活动范围与粗大动作能力关联密切，这一能力的提高将有利于幼儿更快、更好地掌握动作，促进协调能力发展。同时，本书中的空间定向能力包含下肢动作和视觉协调配合的测试，更贴近幼儿的运动生活场景；MABC、BOT-2 和 PDMS 对精细动作设置了较大比例，粗大动作相对弱化。本书从幼儿基本动作发展角度出发，

① 王然. 中国省域生态文明评价指标体系构建与实证研究[D]. 武汉：中国地质大学，2016.

② CHOW S M, HENDERSON S E.Interrater and test-retest reliability of the movement assessment battery for Chinese preschool children[J]. American journal of occupational therapy, 2003, 57(5): 574-577.

③ 花静，吴擢春，孟炜，等. 儿童发育协调障碍评估工具在我国应用效度的初步分析[J]. 中国儿童保健杂志，2010，18（7）：556-559.

④ VOLKMAR F R. Encyclopedia of autism spectrum disorders [J]. Reference reviews, 2013, 22(6): 1.

⑤ 王素娟，李惠，杨红，等. Peabody 运动发育量表[J]. 中国康复理论与实践，2006，12（2）：181-182.

测试内容倾向于一般儿童动作能力的测评，指标选择上更倾向于粗大动作协调能力指标；TGMD强调动作技能的序列组成[①]，MABC重点关注手眼协调能力，本书更倾向于肢体的动作协调及完成状态。此外，以上研究均为包含对空间定向能力及节奏能力的测试，良好的空间与时间知觉有利于幼儿准确地把握动作时机，本书的评价指标更加符合真实环境下的协调能力表现。

从测试样本分析，4种评估工具以欧美样本为主。BOTMP以美国765名4.5～14岁正常发育儿童为标准建立；BOT-2包含1520名4～21岁儿童和青少年，主要由美国各地白色人种、非裔构成[②]；MABC的测试人群为美国、加拿大和英国的儿童，在欧美国家已被证明有良好的适用性，但我国香港和日本的研究表现出文化差异，因此对于亚洲儿童来说，此测试指标可能需要做出一些调整；PDMS选取617名0～83个月正常发育的儿童，PDMS-II选取2003名5岁以下儿童，TGMD样本由美国909名3～10岁儿童组成。由于与欧美国家在种族、文化、运动方式和习惯等方面的差异，发育水平会有所区别，以上评估工具选取欧美人群作为常模，其适用性在我国具有局限性，因而有待进一步验证[③]。

信度和效度检验是构建测量工具最重要的组成部分，多项研究对评估工具做了进一步检验。BOTMP不能区分精细动作和粗大动作，是对一般动作技能的评价，其结构效度也受到质疑，其因子分析结果不能支持假设的粗大动作和精细动作分组[④]。修订出版的BOT-2分别用评分者信度、重测信度和内部一致性信度进行检验，并应用内容效度、结构效度与效标效度进行效度检验，还通过临床组和正常组对比进行综合效度检验。我国学者修订和标准化了3～7岁的MABC[⑤]，使用重测信度、内部一致性信度进行检验，总的Cronbach's $\alpha$ 系数为0.549，在基础研究

① VALENTINI C N.Validity and reliability of the TGMD-2 for Brazilian children[J]. Journal of motor behavior, 2012, 44(4): 275-280.

② JEAN C D, DEBORAH K, KAY K. Review of the Bruininks-Oseretsky test of motor proficiency, second edition (BOT-2)[J]. Physical & occupational therapy in pediatrics, 2007, 27(4): 87-102.

③ 李卓，席宇诚，黄真. PDMS-2运动发育量表与Gesell儿童发育量表一致性研究[J]. 中国康复医学杂志，2008，23（12）：1071-1073.

④ Tabatabainia M M, ZIVIANI J, MAAS F.Construct validity of the Bruininks-Oseretsky test of motor proficiency and the Peabody developmental motor scales[J].Australian occupational therapy journal, 1995, 42(1): 3-13.

⑤ 花静，吴擢春，孟炜等. 儿童发育协调障碍评估工具在我国应用效度的初步分析[J]. 中国儿童保健杂志，2010，18（7）：556-559.

中 Cronbach's $\alpha$ 系数至少应达到 0.8 才能接受，在探索研究中 Cronbach's $\alpha$ 系数至少应达到 0.7 才能接受，而在实务研究中 Cronbach's $\alpha$ 系数达到 0.6 即可，但国内修订版内部一致性信度并没有完全满足此要求，因此缺乏可靠性和有效性的证据为其不足之处。PDMS 使用重测信度、评分者间信度和内部一致性信度进行了检验[1]，研究证实 PDMS-FM-2 拥有良好的重测信度和评分者信度，但接、推和非运动技能没有表现出良好的信度[2]；Ulrich 依据 TGMD-2 的使用反馈修订了TGMD-3[3]，多个国家对此进行了不同文化背景下的检验[4][5][6]，均表现出良好的信度和效度。每种测试工具都具有局限性和自身特征，研究幼儿协调能力可以选择任何一种标准化评估工具，但要保证标准化评估工具的可靠性和有效性，选用时需要仔细比较和分析它们的长处及短处，通过选择最佳的测试方法达到测试目的，最终对测试结果的全面理解还需要进行专业的解释。

# 第三节　幼儿基本协调能力评价指标

由于协调能力的综合性及复杂性，为了综合反映其内在属性，本节从幼儿基本协调能力的运动学特征着手，依据安全、客观、有效的原则研制客观、定量的多指标综合测定系统；为了更进一步地研究幼儿基本协调能力，依据理论结构模型，从平衡能力、节奏能力、空间定向能力、肢体活动范围、肢体配合能力、感知判断能力等各维度对幼儿基本协调能力的结构要素及指标进行深入分析。

---

① FOLIO M R, FEWELL R R. Peabody developmental motor scales examiner's manual[M]. 2nd ed. Austin, TX: Pro-Ed, 2000: 33-52.

② SCHMIDT L, WESTCOTT S, CROWE T. Interrater reliability of the gross motor scale of the Peabody developmental motor scales with 4-and 5-year-old children[J]. Pediatric physical therapy, 1993(5): 169-175.

③ ULRICH D A. Test of gross motor development[M]. 2nd ed. Austin, TX: Pro-Ed, 2000: 25.

④ WEBSTER E K, ULRICH D A.Evaluation of the psychometric properties of the test of gross motor development[J]. 3rd ed. Journal of motor learning and development, 2017, 5(1): 45-58.

⑤ VALENTINI N C, ZANELL L W, WEBSTER E K. Test of gross motor development-third edition: Establishing content and construct validity for Brazilian children[J]. Journal of motor learning and development, 2016, 5(1): 1-22.

⑥ ESTEVAN I, MOLINA-GARCIA J, QUERALT A, et al.. Validity and reliability of the Spanish version of the test of gross motor development-3[J]. Journal of motor learning and development, 2017, 5(1): 69-81.

## 一、平衡能力

平衡能力是幼儿基本协调能力的重要组成部分，也是人体维持正常活动的一项重要功能，是在任务执行过程中保持身体所需位置的能力，是在不同的环境条件下对身体姿势的控制能力。通过平衡调节，重心始终保持在支撑面内而维持姿势的相对稳定，主要包括静态平衡能力和动态平衡能力。静态平衡能力是人体在静止状态下维持稳定的身体姿态的能力，是肌肉做等长收缩时所处的平衡状态；而动态平衡能力则是人体在运动或外力作用下，能够有效地控制、调整身体重心和姿态的能力。幼儿要在不同环境和任务中有效地活动、协调地动作，就需要在静态和动态活动期间保持身体姿势控制的能力。

从生理学角度理解平衡能力，主要涉及以下 3 个方面机能的整合。首先依赖感觉器官对信息的输入，其中视觉对平衡能力的信息输入影响最大，80%以上的信息由视觉提供，视觉与前庭觉、本体感觉等感觉器官共同承担着作为系统传感器的责任，并称为平衡三联。其次是中枢神经系统对信息的整合和控制，属于系统的控制器。最后通过执行器——运动系统对骨骼肌肉的控制实现运动。因此，人体平衡能力是借助视觉、前庭器官、本体感觉等多器官的信息输入在神经中枢的协调控制下通过运动器官实现的。

从力学角度分析，需要使作用于人体重心的合外力为零。人体保持稳定平衡的决定因素为身体重心和支撑面的面积，平衡的基础为人体的重力作用线在支撑面的范围之内，否则人体将失去平衡。在动态平衡过程中，所有的力偶被控制到一个稳定点，力偶不必等于零，但是差异必须足够小，以便能够控制重心保持支撑面的稳定。

本书所选择的评价平衡能力的指标主要包括单脚站立、闭目原地踏步、提踵直线走和脚跟直线走。单脚站立作为反映平衡能力的测试指标，因其操作简单易行、对人群的区分度敏感，适用于大样本人群测试[1]，可分为睁眼、闭眼 2 种形式。幼儿和老年人因安全等因素，一般采用睁眼单脚站立，站立时间与平衡能力成正

---

[1] 袁金凤，张秋霞，陆阿明. 闭眼单脚站立方法在体质测试中的应用[J]. 中国组织工程研究，2013，17（33）：6049-6054.

比。闭目原地踏步作为测试人体动态平衡能力的指标，适用人群广泛，可用于各年龄段的健康人群[①]，测试在无视觉参与下人体的动态平衡能力，与本体感觉和前庭觉的功能有关。提踵直线走和脚跟直线走是测试幼儿动态平衡能力的方法，由于其在平地上进行，与走平衡木相比减少了高度对心理的影响，并且更具有操作性。

协调是一项复杂的能力，平衡能力是其重要的构成因素，国际网球联合会（International Tennis Federation，ITF）在《网球力量与训练》一书中把平衡作为网球运动的 6 项协调能力之一。平衡和稳定能力能够促进动作的速度和灵活性的提高，一方面，保证了运动中的最少能量消耗；另一方面，良好的平衡能力在运动中改变方向时能更有效地管理身体并保持稳定性，能够在运动中最大限度地传递能量，将有助于幼儿保持运动中所必需的流畅的动作，从而提高整体协调能力。平衡还可以为不同的动作任务，如粗大动作和精细动作，提供正确的身体姿势，使其能够在不断变化的环境和任务中有效地行动。另外，平衡能力能够帮助幼儿在任务执行期间发展和维持控制身体运动的能力，减少能量使用，可以有效地使能量和疲劳节省化。因为平衡能力是姿势控制的基础，良好的平衡能力能够使幼儿在运动中必要时快速恢复和保持正常的身体姿势。

## 二、节奏能力

节奏能力是指幼儿能够积极地感知音乐节奏并表现节奏的能力。节奏源于不同形式的物质运动，与人体的运动密切相关。因为幼儿的节奏感与动作有着天然的联系，节奏感强的幼儿在运动中能够更好地表现动作，更快地学习技能，从而展示出更高的协调性，所以节奏能力是幼儿基本协调能力的重要构成要素。幼儿时期良好的节奏感在运动中表现出更为准确、协调的动作反应。幼儿的节奏感是对节奏的时值、顺序、力度等特征的准确感知和把握，从而表现在动作中显示了良好的适应性和灵敏性。

节奏能够使人体在不同的环境条件下产生不同的反应，人体所有符合生理特质的运动都会与节奏的适应产生关系。人体运动所具有的节奏特质决定了节奏能

---

① 游永豪，温爱玲. 人体平衡能力测评方法[J]. 中国康复医学杂志，2014，29（11）：1099-1104.

力与技能、协调能力的关联，节奏能力的强弱将影响技能和协调能力的高低。美国音乐学家萨迪斯·科尔曼重视幼儿节奏培养与动作的关系，主张用节奏性动作、舞蹈练习来激发幼儿的身体反应，也显示了节奏与动作的密切关系。良好的节奏能力主要从以下2个方面影响动作的协调能力：①可以使各器官系统的工作更协调；②可以更好地促进肌肉的收缩与放松，从而使动作更省力、更有效。有节奏的动作更富有美感，能够提高动作质量，促进协调能力。

依据我国音乐学理论，节奏能力分为节奏感应性和节奏记忆（再现）能力。节奏感应性通过幼儿对节奏的认知及识别程度的不同而评估，节奏记忆（再现）能力反映幼儿在感知节奏后对时值（快慢）、顺序、力度（强弱）的再现能力。根据幼儿是否能正确模仿，又可以分为节奏的快慢再现、顺序再现、强弱再现。因此，依据节奏能力的理论及节奏能力测量表[①]，本书对节奏能力的测量指标包括节奏感应性、快慢再现、顺序再现、强弱再现4个。节奏感应性的测量方法为测试幼儿能否在5秒内对规定的节奏做出反应，分别记1分和0分；节奏再现能力通过幼儿是否能再现规定的成组示范节奏，包括快慢再现、顺序再现、强弱再现，共5组测试，每组每一指标记1分，满分5分。

## 三、空间定向能力

空间定向能力影响着人们的日常生活且在运动过程中对动作的掌握及技能的形成具有重要作用，是协调能力的构成因素，在幼儿基本协调能力的形成中具有重要地位。感知物体在空间位置的能力在幼儿时期就已形成，3岁幼儿的空间表象与身体相联系，以自身为"出发点"和依据来确定方向，随后发展为能够辨别物体之间的关系，以物为依据辨别空间位置，在学龄前的后期逐渐形成不以自己立场为出发点的空间定向。幼儿在练习基本动作时，只有正确地理解和估计动作与周围环境的时空关系，才能顺利地完成动作练习任务。

空间定向能力是一种能够辨别和判断外界环境及自身运动的空间位置关系的知觉能力，对于幼儿，即指能够正确地辨别其所在的运动环境、地点及位置，并能调整动作达到目标的能力，对于动作反应灵活性及协调能力发展具有重要

---

① 马楠. 5~6岁幼儿音乐节奏感培养的实践研究[D]. 上海：华东师范大学，2013.

意义[①]。人的空间定向是一种非常复杂的生理、心理表现，需要经由包括视觉、前庭、皮肤、内脏等感觉分析器的信息传入，在中枢神经系统加工处理进行逐级分析，最后经过大脑皮层对空间环境信息及原有的动作经验的整合加工并形成空间的认知过程。因此，空间定向能力是一种适应环境的能力，在运动中表现为能够正确地判断自己所处的空间位置，并根据不同的动作任务进行相应调整的过程。感官系统中的视觉分析器的影响重大，通过视觉定位所处环境及方向，在运动过程中视觉可以帮助判定动作及动作的精确度，在无视觉参与的动作环境中，机体利用肌肉—运动感觉来感知空间方向；前庭分析器对活动中动作的准确性和协调性具有制约作用，兴奋过强将导致动作失调、难以保持平衡等[②]，运动中必须使其保持在适当的水平以提高动作的协调能力。

对幼儿空间定向能力评价的主要因素为对基本动作的控制能力。本书的指标经过专家筛选和因子分析及结合幼儿发展实际，最后确定反复侧滑步、曲线走、原地转圈变向走和定向踢球 4 个指标作为幼儿空间定向能力评价的测试指标。

## 四、肢体活动范围

肢体活动范围属于柔韧素质，由于幼儿期主要发展基本动作技能，反映为粗大动作的完成能力。因此，动作的柔韧性通过所完成的基本动作中主要关节的活动范围表示，包括髋、膝、肩等关节的活动幅度，外部表现为肢体的活动范围。

柔韧性是肢体各关节、韧带、软组织的伸展程度，会影响运动中肢体的活动幅度和美感，最大限度地避免运动过程中的损伤。若柔韧性不足，则会影响对动作的体验，限制基本动作技能的发展，对基本协调能力具有潜在的制约作用。因此，肢体活动范围是影响幼儿基本协调能力的因素之一。

因坐位体前屈简单易行，目前被广泛应用于大规模的柔韧测试，主要测量髋关节、脊柱的伸肌群及股后肌群等活动范围，但由于其受肢体长度的影响较大，并且测试时对脊柱产生较大的压力，虽然可靠性高，但有效性较低。因此，坐位体前屈不仅不能准确地评价柔韧性，还可能会影响健康。本书所采用的单腿坐位体前屈测试时虽没有对下背部施加压力，安全性更高，但仍不能消除肢体长

① 王甦. 普通心理学和实验心理学研究[M]. 成都：四川科学技术出版社，1991：33.

② 切尔尼柯娃. 运动心理学问题[M]. 王斌，译. 北京：人民体育出版社，1958：97.

度的影响；Chillón 等通过研究认为，单腿坐位体前屈主要表现了髋部和腰部的柔韧性，同时交替地拉伸两腿韧带，使一条腿始终处于放松状态，亦减轻了腰骶的压力并能够反映受试者两侧均衡的柔韧性[①]。因此，本书将单腿坐位体前屈作为测定幼儿髋部、腰背部和股后肌群柔韧性的指标。肩关节是人体上肢关节中最大且最灵活的关节。上臂可以围绕肩带做内收、外展、内旋、外旋等多种动作，在上肢操控动作中使用较多，是影响基本动作技能发挥和协调性的重要因素。本书主要借鉴了基本动作技能中的肩部拉伸触碰作为测量幼儿肩部灵活度的指标，不仅能测量幼儿双侧肩的活动范围、肩胛与胸椎的活动范围，还能测试两侧肩内收、内旋与外展、外旋等动作时肩部的灵活性，是一项比较全面测量肩关节活动范围的指标。

## 五、肢体配合能力

幼儿时期简单的动作模式和早期动作经验是基本动作技能和协调能力发展的基础。幼儿基本协调能力为基本动作技能的协调，是在各神经、系统、器官的协调配合下所表现出的各肢体间的协调配合能力。肢体配合能力是幼儿协调的一个外在表现特征和重要组成条件。因此，肢体配合能力为幼儿基本协调能力的评价要素。

李景莉和郭修金通过对运动协调的分析，把肢体间的运动作为外部结构，与内部运动、时间感觉、空间感觉一起构建了运动协调的结构模型[②]；徐政构建的协调能力测验结构框架把肢体的配合归为"身体及各器官"维度[③]；张云的研究显示，4~5岁幼儿左右上肢动作协调发展速度显著，5~6岁是幼儿上下肢体的配合发展快速增长期[④]。因此，本书结合理论分析及幼儿的动作结构特点及表现特征，把肢体配合能力作为幼儿基本协调能力的构成要素。经过多轮分析，最后确定跳方格和踢腿冲拳作为肢体配合维度的测试指标，测试幼儿上下肢体间、左右肢体间的协调配合能力。

① CHILLÓN P, CASTRO-PINERO J, RUIZ J R et al.. Hip flexibility is the main determinant of the back-saver sit-and-reach test in adolescents[J]. Journal of sports sciences, 2010, 28(6): 641-648.

② 李景莉，郭修金. 运动协调相关概念、特征及其分类的理论解析[J]. 上海体育学院学报，2003，27（6）：29-32.

③ 徐政. 儿童动作协调能力测量方法及指标体系的研究[J]. 西安体育学院学报，1997，14（3）：16-21.

④ 张云. 3~6岁儿童动作协调能力测试方法与发展特征问题的探讨[J]. 西安体育学院学报，2010，27（5）：603-606，626.

## 六、感知判断能力

幼儿的感知判断能力是构成基本协调能力的重要因素之一，感知动作与信息处理在动作反应过程中是密切联系的。感知判断能力在运动过程中是对"动作技能""运动潜力"的反应，可以通过测定反应时来体现。反应时作为测试机体反应能力的重要指标，已被普遍应用于生理、心理及运动训练学等领域[1]，在学习和应用动作技术过程中起到基础作用，并且反应的速度与动作的精确度有较大的关系，因此，反应时也是基本协调能力掌握的前提[2]。

反应时的研究早在 18 世纪就在天文学领域开始，随后在生理学和心理学领域进行了多学科的探讨。反应时主要指从感受器感受特定刺激到效应器活动做出反应的时间间隔，反映了机体对动作控制的过程，包括感官辨别外界信息、反应并选择行为方式、执行程序化动作，受中枢及认知的成熟度、动作技能经验水平及性格、气质等方面的影响[3]。因此，反应时具有显著的年龄差异。通常把反应时分为简单反应时和选择反应时。唐德斯为反应时做了系统的区分，把简单反应时（Simple Reaction）称为 A 反应，选择反应时（Choice Reaction）称为 B 反应，C反应为经过调整后的 B 反应，称为辨别反应时（Indentification Reaction）[4]。以简单反应时为基线的人差方程通过对心理过程分解可以计算出机体的不同反应时间，其中的简单反应时为幼儿基本协调能力的影响因素。测量简单反应时只呈现一种刺激，要求被试者最快地做出反应，这种刺激—反应的时间间隔即为简单反应时。选择反应时是对出现的 2 个或 2 个以上的刺激分别做出反应的时间，需要对不同的刺激做出反应。辨别反应时是选择反应时的调整，要求只对指定的刺激反应，对其他刺激不反应。因为幼儿时期的神经及认知发育还不完全，所以本书主要测试幼儿的简单反应时，以手反应时和足反应时为测试指标，主要测试了幼儿眼手、眼脚的反应能力。经过专家筛选、预测试与数据分析等，本书认为可以将手反应时和足反应时作为测试 4～6 岁幼儿感知判断能力的有效指标。

① 姜宏斌. 田径短跨项目起跑反应时与运动成绩关联的研究[J]. 首都体育学院报，2016，28（5）：469.
② 杨锡让，傅浩坚. 人体运动科学经典研究方法的发展与应用[M]. 北京：人民体育出版社，2007：89-96.
③ 严进洪. 反应时与动作速度精确度之关系[J]. 体育科学，2001，21（1）：66-68，78.
④ 唐德斯. 反应时[M]//郭秀艳. 实验心理学. 北京：人民教育出版社，2004：187.

# 第四章

# 幼儿基本协调能力评价指标体系构建

本章遵循科学性、系统性、可操作性、可指导性原则分别构建了 4 岁组（4.0～4.9 岁）和 5 岁组（5.0～5.9 岁）幼儿基本协调能力评价指标体系，包括 6 个一级指标和 20 个测量指标。通过层次分析法、主成分分析法及变异系数法确定了各指标的权重系数。本书在所构建的幼儿基本协调能力评价指标中，依据权重系数可知，肢体配合能力在一级指标中所占比例最大，节奏能力、空间定向能力、感知判断能力均是影响幼儿基本协调能力的重要指标，虽然平衡能力和肢体活动范围所占比例较小，但作为幼儿基本协调能力构成要素中的重要组成部分，其作用不可缺失。

## 第一节 评价指标体系构建的理论依据

### 一、评价指标体系的构建目标

构建目标主要体现的是研究所期望得到的结果，有关幼儿基本协调能力评价指标体系的构建目标，可以从以下几个方面说明。

#### （一）了解幼儿基本协调能力的发展状况

幼儿期体育活动的主要内容为基本动作技能，主要发展基本动作技能的协调能力，即基本协调能力，其发展的程度将影响体育活动的参与度及情绪、情感、学业成绩等方面。通过测试可以客观地衡量幼儿基本协调能力水平和不足，及早发现问题，采取积极的改进、发展措施。

### （二）建立幼儿基本协调能力的评价标准

幼儿基本协调能力评价标准的建立，一方面，可以更好地识别在动作发展过程中存在的协调问题，依据评价标准对存在的问题进行更有针对性的改进；另一方面，可以为幼儿教师在教学方法、课程内容等方面提供借鉴和参考，在评价标准的指导下使教师对幼儿的教学和活动的设计更有针对性和方向性，推动幼儿体育活动的开展。

### （三）提供可操作性的评价体系

幼儿基本协调能力是一种综合能力，体现在幼儿基本动作的练习过程中，是提高积极的活动体验、增强自信心的重要因素。但是由于这一综合能力的复杂性，其测量手段具有较大的难度，目前的体质测试仪器较少针对幼儿设计。国外的测试测量工具均具有跨文化、跨区域的差异性，因此，本书所构建的评价体系采用简单、易行的器材和操作方法，可以把测试项目单独列出并融入游戏活动中进行，对测试人员的专业要求较低。这种测试方法一方面通过减少幼儿的心理压力，减少了误差；另一方面对于教师则更容易控制测试过程和结果。

## 二、评价指标体系的构建原则

构建的幼儿基本协调能力指标体系是否科学、合理，将影响评价结果的有效性。因此，在构建幼儿基本协调能力的评价指标时应严格遵循以下原则。

### （一）科学性原则

科学性原则是实现规范评价的基础。建立基本协调能力评价指标体系，是为了准确、客观地反映幼儿在各阶段发展过程中所表现的协调能力；分析影响因素，以利于在以后的练习中有针对性地加强幼儿基本协调能力。只有坚持科学性原则，以幼儿的身心发展特点和评价理论为依据，才能使指标的选择和确立、结构的确定更可靠、合理，科学地反映发展现状，使测试的结果真实可靠。

### （二）系统性原则

系统性是指全面涵盖研究对象的各方面且各指标之间相互联系构成一定的逻

辑结构，既要反映系统内各子系统的特征和状态，又要反映其内在的联系。每一子系统都由即相互独立又相互联系的多个指标构成，形成具有层次性的指标体系，从宏观到微观构成一个不可分割的完整体系。

（三）可操作性原则

建立指标是为了便于比较分析现状并利于工作的改进，指标的设计与确定应简单明了、数据便于收集，基于理论论证与实践分析的指标应能够准确地反映幼儿的基本协调能力，并且统计数据的获取和收集要简单易行、可操作性强，具有应用的普遍性和实施的可行性。

（四）可指导性原则

构建幼儿基本协调能力评价指标体系的目的在于评价幼儿的基本协调能力的发展状况，识别影响幼儿基本协调能力发展的因素。因此，指标体系应该能够有效地指导教学实践，为课程的发展提供可指导性数据和理论支撑。最终目的是促进幼儿基本动作技能的发展，提高其体力活动水平。

## 三、评价指标体系的构成

本书根据对国内外文献资料的归纳与理论分析及实验数据的论证确定了幼儿基本协调能力评价指标体系，包括 6 个一级指标和 20 个二级指标。平衡能力包括单脚站立、闭目原地踏步、脚跟直线走、提踵直线走；节奏能力包括节奏感应性、快慢再现、强弱再现、顺序再现；空间定向能力包括定向踢球、原地转圈变向走、反复侧滑步、曲线走；感知判断能力包括手反应时和足反应时；肢体配合能力包括跳方格和踢腿冲拳；肢体活动范围包括肩部拉伸触碰和单腿坐位体前屈（图 4-1）。

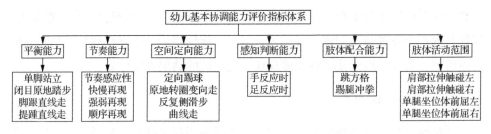

**图 4-1　幼儿基本协调能力评价指标体系**

# 第二节 评价指标体系的权重

幼儿基本协调能力的评价指标确定后，需要计算指标对评价结果的影响程度或贡献率。根据权数产生的方式不同，多指标综合评价可采用主观赋权法和客观赋权法。主观赋权法主要通过专家的主观经验判断而得，包括德尔菲法、层次分析法、综合评分法等，其受人为因素影响较大，具有一定的随意性。客观赋权法运用数据间相关关系或变异系数确定权数，如主成分分析法、变异系数法、熵值法等，因其依据初始指标提供的信息量计算，评价结果的精确性更高，但当指标较多时计算量较大。综合分析比较 2 种方法的优缺点并结合本书的实际，在确定类指标权重时将采用层次分析法，指标权重将分别采用变异系数法和主成分分析法进行分析。

## 一、样本分层

本书中的幼儿基本协调能力测试样本为中、大班幼儿，年龄介于 4.0～5.9 岁。中班年龄为 4.0～4.9 岁，大班年龄为 5.0～5.9 岁。经多因素方差分析，结果显示性别对所选基本协调能力测试指标的影响较小。若按班级年龄即 4 岁组（4.0～4.9 岁）、5 岁组（5.0～5.9 岁）划分，则样本对指标具有主效应。因此，对幼儿基本协调能力进行评价首先要按年龄进行人群的分层。

### （一）年龄、性别对测试指标的影响

采用 SPSS 统计软件对指标进行多因素方差分析，在误差方差 Levene 等同性检验中各项的显著性 $p>0.05$，因此，各组样本与总体方差相等，符合方差分析条件。通过对年龄、性别的主效应检验，性别对指标的主效应 $p>0.05$。因此，可以认为幼儿的性别对指标的影响不存在显著差异。在年龄的主效应检验中，依据班级年龄检验可知除单腿坐位体前屈、闭目原地踏步、单脚站立外，其他指标在 2 个分组中均存在年龄主效应（$p<0.05$），年龄对指标的效应检验如表 4-1 所示。因此，在对幼儿基本协调能力进行评价时，按年龄组（班级）对幼儿进行划分，组别分

别为 4 岁组（4.0～4.9 岁）和 5 岁组（5.0～5.9 岁），不包含 6 岁及以上年龄段幼儿。一是依据幼儿协调能力发展的年龄差异，选取具有区分度的阶段划分；二是依据班级进行划分，体现了测试的易操作性。本书经过对基本协调能力各指标的检验，认为应按 4 岁组（4.0～4.9 岁）和 5 岁组（5.0～5.9 岁）对幼儿的年龄进行分组，这也符合《3～6 岁儿童学习与发展指南》对幼儿的分组。

表 4-1　年龄对指标的效应检验

| 因变量 | III 类平方和 | df | 均方 | $F$ | $p$ | 偏 Eta 平方 |
|---|---|---|---|---|---|---|
| 提踵直线走（$X_1$） | 0.429 | 1 | 0.429 | 4.249 | 0.021 | 0.128 |
| 脚跟直线走（$X_2$） | 26.150 | 1 | 26.150 | 11.706 | 0.002 | 0.274 |
| 单脚站立（$X_3$） | 2064.400 | 1 | 2064.400 | 1.621 | 0.212 | 0.050 |
| 闭目原地踏步（$X_4$） | 4.809 | 1 | 4.809 | 0.021 | 0.886 | 0.001 |
| 节奏感应性（$X_5$） | 5.236 | 1 | 5.236 | 4.302 | 0.046 | 0.122 |
| 顺序再现（$X_6$） | 8.365 | 1 | 8.365 | 3.936 | 0.040 | 0.113 |
| 快慢再现（$X_7$） | 29.192 | 1 | 29.192 | 15.139 | 0.000 | 0.328 |
| 强弱再现（$X_8$） | 36.465 | 1 | 36.465 | 17.724 | 0.000 | 0.364 |
| 曲线走（$X_9$） | 0.186 | 1 | 0.186 | 4.373 | 0.046 | 0.122 |
| 反复侧滑步（$X_{10}$） | 50.683 | 1 | 50.683 | 5.429 | 0.026 | 0.149 |
| 原地转圈变向走（$X_{11}$） | 33.643 | 1 | 33.643 | 4.894 | 0.034 | 0.136 |
| 定向踢球（$X_{12}$） | 1.383 | 1 | 1.383 | 4.434 | 0.015 | 0.114 |
| 单腿坐位体前屈左（$X_{13}$） | 0.033 | 1 | 0.033 | 0.003 | 0.956 | 0.000 |
| 单腿坐位体前屈右（$X_{14}$） | 3.386 | 1 | 3.386 | 0.253 | 0.618 | 0.008 |
| 肩部拉伸触碰左（$X_{15}$） | 60.879 | 1 | 60.879 | 5.071 | 0.032 | 0.141 |
| 肩部拉伸触碰右（$X_{16}$） | 185.467 | 1 | 185.467 | 10.340 | 0.003 | 0.250 |
| 跳方格（$X_{17}$） | 90.431 | 1 | 90.431 | 8.492 | 0.007 | 0.215 |
| 踢腿冲拳（$X_{18}$） | 1585.868 | 1 | 1585.868 | 12.816 | 0.001 | 0.292 |
| 手反应时（$X_{19}$） | 19.069 | 1 | 19.069 | 1.248 | 0.273 | 0.039 |
| 足反应时（$X_{20}$） | 21.347 | 1 | 21.347 | 1.342 | 0.254 | 0.043 |

（二）人群分层后的统计性描述

通过对指标测试数据的统计分析，本书对幼儿基本协调能力进行评价时，根据年龄分为 4 岁组（4.0～4.9 岁）、5 岁组（5.0～5.9 岁）2 组进行。如表 4-2 所示，分别以年龄分组后按性别对幼儿基本协调能力指标进行了统计,以便综合把握幼儿成绩的基本情况。由表 4-1 可知,在 4 岁组(4.0~4.9 岁)幼儿中跳方格和单脚站立、肩部拉伸触碰右指标中存在性别差异,5 岁组(5.0~5.9 岁)幼儿在反复侧滑步指标中存在性别差异。

表 4-2　幼儿基本协调能力指标描述性统计($\overline{X} \pm S$[①])

| 指标 | 4 岁组(4.0~4.9 岁) | | $p$ | 5 岁组(5.0~5.9 岁) | | $p$ |
| | 男 | 女 | | 男 | 女 | |
|---|---|---|---|---|---|---|
| $X_1$ | 5.831±2.590 | 5.544±2.303 | 0.177 | 5.354±2.183 | 5.795±2.456 | 0.155 |
| $X_2$ | 6.683±2.792 | 6.063±2.073 | 0.551 | 5.805±2.107 | 6.139±2.484 | 0.166 |
| $X_3$ | 10.787±7.600 | 16.975±15.120 | 0.000 | 20.867±20.63 | 24.740±20.190 | 0.657 |
| $X_4$ | 18.550±11.430 | 18.210±12.126 | 0.335 | 17.996±13.860 | 19.090±13.420 | 0.914 |
| $X_5$ | 4.220±1.334 | 4.350±1.232 | 0.273 | 4.400±1.001 | 4.520±1.033 | 0.599 |
| $X_6$ | 3.180±1.516 | 3.460±1.343 | 0.229 | 3.570±1.306 | 3.900±1.296 | 0.391 |
| $X_7$ | 3.200±1.657 | 3.240±1.578 | 0.530 | 3.490±1.432 | 3.740±1.402 | 0.411 |
| $X_8$ | 3.640±1.568 | 3.890±1.421 | 0.072 | 4.150±1.164 | 4.160±1.301 | 0.304 |
| $X_9$ | 7.030±1.330 | 7.020±1.360 | 0.914 | 6.380±1.050 | 6.530±0.950 | 0.711 |
| $X_{10}$ | 19.880±4.571 | 20.240±4.175 | 0.607 | 23.170±4.335 | 22.050±3.390 | 0.037 |
| $X_{11}$ | 18.761±10.120 | 17.196±3.150 | 0.179 | 14.350±3.107 | 14.840±3.345 | 0.864 |
| $X_{12}$ | 6.050±2.162 | 5.830±2.178 | 0.736 | 5.370±2.079 | 5.070±2.023 | 0.087 |
| $X_{13}$ | 5.320±5.116 | 6.530±4.242 | 0.148 | 3.880±5.838 | 7.070±5.790 | 0.232 |
| $X_{14}$ | 5.850±4.977 | 6.720±4.685 | 0.718 | 4.250±5.513 | 7.020±5.964 | 0.070 |
| $X_{15}$ | 18.630±5.033 | 16.860±5.216 | 0.552 | 16.610±6.038 | 15.140±5.838 | 0.247 |
| $X_{16}$ | 17.720±4.894 | 16.220±5.880 | 0.031 | 15.220±5.851 | 14.240±5.797 | 0.314 |
| $X_{17}$ | 12.507±4.416 | 10.955±3.124 | 0.003 | 8.830±2.530 | 8.776±2.226 | 0.507 |
| $X_{18}$ | 20.340±13.351 | 22.710±12.281 | 0.119 | 28.460±14.331 | 29.130±13.888 | 0.935 |
| $X_{19}$ | 34.472±4.940 | 36.300±5.804 | 0.120 | 33.334±6.390 | 34.558±6.132 | 0.944 |
| $X_{20}$ | 44.733±3.745 | 46.056±5.192 | 0.171 | 38.600±5.606 | 38.851±3.047 | 0.369 |

注:$X_1$=提踵直线走,$X_2$=脚跟直线走,$X_3$=单脚站立,$X_4$=闭目原地踏步,$X_5$=节奏感应性,$X_6$=节奏顺序再现,$X_7$=节奏快慢再现,$X_8$=节奏强弱再现,$X_9$=曲线走,$X_{10}$=反复侧滑步,$X_{11}$=原地转圈变向走,$X_{12}$=定向踢球,$X_{13}$=单腿坐位体前屈左,$X_{14}$=单腿坐位体前屈右,$X_{15}$=肩部拉伸触碰左,$X_{16}$=肩部拉伸触碰右,$X_{17}$=跳方格,$X_{18}$=踢腿冲拳,$X_{19}$=手反应时,$X_{20}$=足反应时。

---

① $\overline{X}$ 为平均数;$S$ 为标准差。

## 二、一级指标权重

将最终确定的一级指标通过专家评分，运用层次分析法对指标权重进行计算。层次分析法为主观赋权的一种，是定性和定量相结合的决策方法，通过使用一定的标度使主观评价定量化。采用比率标度法设计问卷，层次分析法比率标度与量比原则如表 4-3 所示，请专家对指标之间进行重要程度的比较；专家按"1～9"标度值量化打分；对专家的意见汇总并计算各指标的权重值。

表 4-3　层次分析法比率标度与量化原则

| 标度值（$C_{ij}$） | 重要性 | 说明 |
| --- | --- | --- |
| 1 | 同等重要 | 2 个元素相比，具有同样重要性 |
| 3 | 稍微重要 | 2 个元素相比，前者 $i$ 比后者 $j$ 稍微重要 |
| 5 | 明显重要 | 2 个元素相比，前者 $i$ 比后者 $j$ 明显重要 |
| 7 | 强烈重要 | 2 个元素相比，前者 $i$ 比后者 $j$ 强烈重要 |
| 9 | 极端重要 | 2 个元素相比，前者 $i$ 比后者 $j$ 极端重要 |
| 2，4，6，8 | | 上述相邻判断的中间值 |
| 倒数（$1/C_{ij}$） | | 若元素 $i$ 与 $j$ 的重要性之比为 $C_{ij}$，那么元素 $j$ 与 $i$ 的重要性之比为 $C_{ji} = 1/C_{ij}$ |

本书通过理论分析与实验验证建立了包括 6 个指标的幼儿基本协调能力结构模型。要确定 6 个指标在幼儿基本协调能力中的贡献程度，需要首先计算 6 个指标之间的相对权重。运用层次分析法的具体操作步骤如下。

1. 构建指标的判断矩阵

判断矩阵主要用于比较同一层次的指标对上一层次相关因素的影响。本书中比较 6 个因素 $C_1$、$C_2$、$C_3$、$C_4$、$C_5$、$C_6$ 对上一层 $O$（幼儿基本协调能力）的影响程度，即确定其在 $O$ 中所占的比例。例如，对于因素 $C_1$、$C_2$，用 $C_{12}$ 表示 $C_1$ 和 $C_2$ 对 $O$ 的影响程度之比，用 1～9 的标度度量，得到成对比较矩阵 $C = (C_{ij})_{m \cdot n}$。其中，$C_{ij} > 0$，$C_{ji} = 1/C_{ij}$，$C_{ji} = 1$，$(i, j = 1, 2, \cdots, n)$。整理专家对指标两两比较形成的比较矩阵时须对专家的意见进行整合，通常专家建议采用几何平均数、算术平均数等方法。根据这 2 种方法的不同特点，因为算术平均数是记录一组数据的集中趋势，所以本书选用此方法建立一级指标成对矩阵[①]，结果如表 4-4 所示。

**表 4-4　幼儿基本协调能力评价一级指标两两判断矩阵**

| $C$ | $C_1$ | $C_2$ | $C_3$ | $C_4$ | $C_5$ | $C_6$ |
|---|---|---|---|---|---|---|
| $C_1$ | 1 | 0.33 | 0.33 | 0.33 | 0.14 | 1 |
| $C_2$ | 3 | 1 | 0.33 | 1 | 0.14 | 3 |
| $C_3$ | 3 | 3 | 1 | 1 | 0.33 | 3 |
| $C_4$ | 3 | 1 | 1 | 1 | 0.20 | 3 |
| $C_5$ | 7 | 7 | 3 | 5 | 1 | 7 |
| $C_6$ | 1 | 0.33 | 0.33 | 0.33 | 0.14 | 1 |

得到判断矩阵 $C$：

$$C = \begin{vmatrix} 1 & 0.33 & 0.33 & 0.33 & 0.14 & 1 \\ 3 & 1 & 0.33 & 1 & 0.14 & 3 \\ 3 & 3 & 1 & 1 & 0.33 & 3 \\ 3 & 1 & 1 & 1 & 0.20 & 3 \\ 7 & 7 & 3 & 5 & 1 & 7 \\ 1 & 0.33 & 0.33 & 0.33 & 0.14 & 1 \end{vmatrix}$$

2. 计算矩阵的特征向量和指标权重

本书运用求和法计算比较矩阵的特征值，主要步骤如下。

① 对矩阵的各列求和：

$$C_1 = \begin{vmatrix} 18 & 12.66 & 5.99 & 8.66 & 1.95 & 18 \end{vmatrix}$$

② 对每一列进行归一化处理，计算公式为

$$D_{ij} = \frac{C_{ij}}{\sum C_{ij}} \tag{4-1}$$

根据公式对矩阵 $C$ 进行归一化得到矩阵 $D$：

---

① 万宇. 上海市初中生体育素质评价指标体系研究[D]. 上海：上海师范大学，2015.

$$\boldsymbol{D} = \begin{vmatrix} 0.06 & 0.03 & 0.06 & 0.04 & 0.07 & 0.06 \\ 0.17 & 0.08 & 0.06 & 0.12 & 0.07 & 0.17 \\ 0.17 & 0.24 & 0.17 & 0.12 & 0.17 & 0.17 \\ 0.17 & 0.08 & 0.17 & 0.12 & 0.10 & 0.17 \\ 0.39 & 0.55 & 0.50 & 0.58 & 0.51 & 0.39 \\ 0.06 & 0.03 & 0.06 & 0.04 & 0.07 & 0.06 \end{vmatrix}$$

③ 对每一行求和，得出特征向量：

$$\boldsymbol{D}_1 = \begin{vmatrix} 0.30 & 0.65 & 1.02 & 0.80 & 2.92 & 0.30 \end{vmatrix}^T$$

④ 计算指标权重即对特征向量 $\boldsymbol{D}_1$ 进行归一化处理，计算公式为

$$W_i = \frac{D_j}{\sum D_j} \tag{4-2}$$

$$\boldsymbol{W} = \begin{vmatrix} 0.05 & 0.11 & 0.17 & 0.13 & 0.49 & 0.05 \end{vmatrix}^T$$

3. 矩阵一致性检验

通过计算得出的权重是否有效可取，还需要对其进行一致性检验，判断其是否满足传递性和一致性，其一致性程度为计算指标 CI 是否在允许的范围内。矩阵一致性检验的步骤如下。

① 计算矩阵的最大特征根：

$$\lambda_{\max} = \frac{\sum (\boldsymbol{CW})_i}{n W_i} \tag{4-3}$$

式中，$CW$ 为矩阵 $\boldsymbol{C}$ 和矩阵 $\boldsymbol{W}$ 的乘积，根据矩阵相乘的函数公式 mmult( )，通过 Excel 计算得出 $\boldsymbol{CW} = \begin{vmatrix} 0.30 & 0.67 & 1.09 & 0.81 & 3.13 & 0.30 \end{vmatrix}^T$，计算矩阵的最大特征根 $\lambda_{\max} = 6.20$。

② 计算判断矩阵的一致性指标，计算公式为

$$\mathrm{CI} = \frac{\lambda_{\max} - n}{n - 1} \tag{4-4}$$

式中，$n$ 为矩阵的阶数；CI=0 有完全的一致性，CI 越接近 0，一致性越高。

由公式得：

$$\mathrm{CI} = \frac{6.20 - 6}{5} = 0.04$$

③ 计算随机一致性比率。

CR 为随机一致性指标，是保证结论合理的指标，CR<0.1 表示矩阵一致性可以接受，计算公式为

$$CR = \frac{CI}{RI}$$ （4-5）

式中，RI 为常数，查表 4-5 得 6 阶的系数为 1.24。

代入公式得：

$$CR = \frac{0.04}{1.24} \approx 0.03$$

表 4-5　矩阵平均随机一致性指标

| 阶数 | RI |
| --- | --- |
| 1 | 0 |
| 2 | 0 |
| 3 | 0.58 |
| 4 | 0.90 |
| 5 | 1.12 |
| 6 | 1.24 |
| 7 | 1.32 |
| 8 | 1.41 |
| 9 | 1.45 |
| 10 | 1.49 |
| 11 | 1.51 |

因 CR<1，即矩阵具有显著水平，表示矩阵具有一致性，所得权重是有效的，如表 4-6 所示。

表 4-6　幼儿基本协调能力一级指标权重表

| 一级指标 | 权重系数 |
| --- | --- |
| 平衡能力 | 0.05 |
| 节奏能力 | 0.17 |
| 空间定向能力 | 0.11 |
| 感知判断能力 | 0.13 |
| 肢体配合能力 | 0.49 |
| 肢体活动范围 | 0.05 |

## 三、二级指标权重

本书中的幼儿基本协调能力的二级指标权重采用的主成分分析法和变异系数法为客观赋权法。主成分分析法是把多个指标变量通过变换提取较少变量，通过变量个数的减少获取较多的信息，以简化复杂性，基于数学中对数据降维的原理。变异系数法是用各指标的变异系数衡量其变异程度，指标的取值差异越大，越能区别被评价单位。

（一）平衡能力的指标权重

1. 4 岁组（4.0~4.9 岁）幼儿平衡能力的指标权重

（1）描述性统计分析

以 4 岁组（4.0~4.9 岁）幼儿平衡能力 4 个指标为例进行主成分分析。首先通过描述性统计得到 KMO 检验值为 0.721，取值范围为 0.7~0.8，表示可以用主成分分析法求权重。主成分的选择原则为特征根大于 1 且累计方差贡献率≥80%。由表 4-7 可知，前 2 个特征根在 1 以上，提取 2 个主成分的累计方差贡献率达到 82.963%，大于 80%，因此，2 个主成分基本可以替代原来 4 个指标反映平衡能力的信息。

表 4-7　平衡能力各指标的累计方差贡献率

| 成分 | 初始特征值 | | |
| --- | --- | --- | --- |
| | 特征根 | 方差百分比/% | 累积方差贡献率/% |
| 1 | 1.887 | 47.185 | 47.185 |
| 2 | 1.231 | 35.778 | 82.963 |
| 3 | 0.897 | 12.414 | 95.377 |
| 4 | 0.185 | 4.623 | 100.000 |

表 4-8 的成分矩阵表表示第 1、2 主成分对原指标的载荷数，如第 1 个主成分对提踵直线走的载荷数为 0.936，对脚跟直线走的载荷数为 0.932。

表4-8 各指标的成分矩阵表

| 指标 | 成分 | |
|------|------|------|
| | 1 | 2 |
| 提踵直线走（$X_1$） | 0.936 | -0.028 |
| 脚跟直线走（$X_2$） | 0.932 | -0.094 |
| 单脚站立（$X_3$） | -0.080 | 0.880 |
| 闭目原地踏步（$X_4$） | 0.370 | 0.497 |

（2）权重确定

指标权重以主成分的方差贡献率作为各主成分的权重，并对该指标在各主成分线性组合中的系数加权进行归一化处理。具体步骤如下。

① 计算指标在各主成分线性组合中的系数，为表4-8的载荷数除以表4-7中特征根的开方，如第1主成分下的提踵直线走的系数计算为 $0.936/\sqrt{1.887} \approx 0.681$，因此，得到各指标在2个主成分线性组合中的系数（表4-9），并得到2个主成分的线性组合如下：

$$F_1 = 0.681X_1 + 0.678X_2 - 0.058X_3 + 0.269X_4 \qquad （4\text{-}6）$$
$$F_2 = -0.025X_1 - 0.084X_2 + 0.793X_3 + 0.447X_4 \qquad （4\text{-}7）$$

表4-9 各指标在主成分线性组合中的系数表

| 指标 | 第1主成分系数 $F_1$ | 第2主成分系数 $F_2$ |
|------|------|------|
| 提踵直线走（$X_1$） | 0.681 | -0.025 |
| 脚跟直线走（$X_2$） | 0.678 | -0.084 |
| 单脚站立（$X_3$） | -0.058 | 0.793 |
| 闭目原地踏步（$X_4$） | 0.269 | 0.447 |

② 计算主成分的方差贡献率。初始特征值的方差百分比表示各成分方差的贡献率，贡献率代表了该成分的重要性。因此，可以把方差的贡献率作为不同主成分的权重。由于可以用2个主成分代替原有指标，指标系数可以2个主成分方差贡献率为权重，对其进行加权平均，如提踵直线走 $X_1$ 的系数为 $\dfrac{0.681 \times 47.185 - 0.025 \times 35.778}{47.185 + 35.778} \approx 0.377$。因此，得到综合得分模型中的系数（$X_1 = 0.377$，$X_2 = 0.349$，$X_3 = 0.309$，$X_4 = 0.346$），综合得分模型为

$$Y = 0.377X_1 + 0.349X_2 + 0.309X_3 + 0.346X_4 \qquad （4\text{-}8）$$

③ 对指标进行归一化。指标的权重之和应为 1，因此，需要对综合得分模型中的指标系数进行归一化处理，得到 4 岁组（4.0～4.9 岁）幼儿平衡能力指标——提踵直线走、脚跟直线走、单脚站立、闭目原地踏步的最终权重（表 4-10）分别为 $X_1 = 0.273$，$X_2 = 0.253$，$X_3 = 0.224$，$X_4 = 0.250$。

表 4-10　4 岁组（4.0～4.9 岁）幼儿平衡能力指标权重表

| 指标 | 综合得分模型中的系数 | 指标权重 |
| --- | --- | --- |
| 提踵直线走（$X_1$） | 0.377 | 0.273 |
| 脚跟直线走（$X_2$） | 0.349 | 0.253 |
| 单脚站立（$X_3$） | 0.309 | 0.224 |
| 闭目原地踏步（$X_4$） | 0.346 | 0.250 |

2. 5 岁组（5.0～5.9 岁）幼儿平衡能力的指标权重

运用主成分分析法计算大班幼儿平衡能力指标权重，如表 4-11 所示。5 岁组（5.0～5.9 岁）幼儿平衡能力指标——提踵直线走、脚跟直线走、单脚站立、闭目原地踏步在综合得分模型中的系数分别为 0.419、0.403、0.271、0.368，其对应的最终权重分别为 $X_1 = 0.287$，$X_2 = 0.276$，$X_3 = 0.186$，$X_4 = 0.251$（表 4-11）。

表 4-11　5 岁组（5.0～5.9 岁）幼儿平衡能力指标权重表

| 指标 | 线性组合中的系数 | | 综合得分模型中的系数 | 指标权重 |
| --- | --- | --- | --- | --- |
| | 第 1 主成分 $F_1$ | 第 2 主成分 $F_2$ | | |
| 提踵直线走（$X_1$） | 0.675 | −0.065 | 0.419 | 0.287 |
| 脚跟直线走（$X_2$） | 0.671 | −0.104 | 0.403 | 0.276 |
| 单脚站立（$X_3$） | −0.041 | 0.862 | 0.271 | 0.186 |
| 闭目原地踏步（$X_4$） | 0.303 | 0.492 | 0.368 | 0.251 |

（二）节奏能力的指标权重

根据主成分计算权重方法得到的幼儿节奏能力指标权重如表 4-12 和表 4-13 所示。4 岁组（4.0～4.9 岁）幼儿节奏能力指标——节奏感应性、顺序再现、快慢再现、强弱再现的权重分别为 $X_5 = 0.317$，$X_6 = 0.213$，$X_7 = 0.166$，$X_8 = 0.304$。5 岁组（5.0～5.9 岁）幼儿节奏能力指标——节奏感应性、顺序再现、快慢再现、强弱再现的权重分别为 $X_5 = 0.310$，$X_6 = 0.224$，$X_7 = 0.204$，$X_8 = 0.262$。

表4-12 4岁组（4.0～4.9岁）幼儿节奏能力指标权重表

| 指标 | 线性组合中的系数 | | 综合得分模型 | 指标 |
| --- | --- | --- | --- | --- |
| | 第1主成分 $F_1$ | 第2主成分 $F_2$ | 中的系数 | 权重 |
| 节奏感应性（$X_5$） | 0.347 | 0.788 | 0.473 | 0.317 |
| 顺序再现（$X_6$） | 0.568 | −0.311 | 0.317 | 0.213 |
| 快慢再现（$X_7$） | 0.529 | −0.455 | 0.248 | 0.166 |
| 强弱再现（$X_8$） | 0.526 | 0.275 | 0.454 | 0.304 |

表4-13 5岁组（5.0～5.9岁）幼儿节奏能力指标权重表

| 指标 | 线性组合中的系数 | | 综合得分模型中的 | 指标权 |
| --- | --- | --- | --- | --- |
| | 第1主成分 $F_1$ | 第2主成分 $F_2$ | 系数 | 重 |
| 节奏感应性（$X_5$） | 0.383 | 0.876 | 0.494 | 0.310 |
| 顺序再现（$X_6$） | 0.550 | −0.304 | 0.358 | 0.224 |
| 快慢再现（$X_7$） | 0.527 | −0.371 | 0.325 | 0.204 |
| 强弱再现（$X_8$） | 0.523 | 0.0518 | 0.417 | 0.262 |

## （三）空间定向能力的指标权重

根据主成分计算权重方法得到的幼儿空间定向能力指标权重如表4-14和表4-15所示。4岁组（4.0～4.9岁）幼儿空间定向能力指标——曲线走、反复侧滑步、原地转圈变向走、定向踢球的权重分别为 $X_9=0.332$，$X_{10}=0.284$，$X_{11}=0.255$，$X_{12}=0.129$。5岁组（5.0～5.9岁）幼儿节奏能力指标——曲线走、反复侧滑步、原地转圈变向走、定向踢球的权重分别为 $X_9=0.297$，$X_{10}=0.278$，$X_{11}=0.269$，$X_{12}=0.156$。

表4-14 4岁组（4.0～4.9岁）幼儿空间定向能力指标权重表

| 指标 | 线性组合中的系数 | | 综合得分模型 | 指标 |
| --- | --- | --- | --- | --- |
| | 第1主成分 $F_1$ | 第2主成分 $F_2$ | 中的系数 | 权重 |
| 曲线走（$X_9$） | 0.624 | 0.156 | 0.418 | 0.332 |
| 反复侧滑步（$X_{10}$） | 0.599 | 0.047 | 0.356 | 0.284 |
| 原地转圈变向走（$X_{11}$） | 0.020 | 0.702 | 0.320 | 0.255 |
| 定向踢球（$X_{12}$） | 0.442 | −0.194 | 0.163 | 0.129 |

表4-15　5岁组（5.0～5.9岁）幼儿空间定向能力指标权重表

| 指标 | 线性组合中的系数 | | 综合得分模型中的系数 | 指标权重 |
|---|---|---|---|---|
| | 第1主成分 $F_1$ | 第2主成分 $F_2$ | | |
| 曲线走（$X_9$） | 0.536 | 0.723 | 0.615 | 0.297 |
| 反复侧滑步（$X_{10}$） | 0.615 | 0.521 | 0.575 | 0.278 |
| 原地转圈变向走（$X_{11}$） | 0.535 | 0.590 | 0.558 | 0.269 |
| 定向踢球（$X_{12}$） | 0.298 | 0.358 | 0.323 | 0.156 |

## （四）肢体活动范围的指标权重

根据主成分计算权重方法得到的幼儿肢体活动范围指标权重如表4-16和表4-17所示。4岁组（4.0～4.9岁）幼儿肢体活动范围指标——单腿坐位体前屈左、单腿坐位体前屈右、肩部拉伸触碰左、肩部拉伸触碰右的权重分别为 $X_{13}=0.277$，$X_{14}=0.285$，$X_{15}=0.230$，$X_{16}=0.208$。5岁组（5.0～5.9岁）幼儿肢体活动范围指标——单腿坐位体前屈左、单腿坐位体前屈右、肩部拉伸触碰左、肩部拉伸触碰右的权重分别为 $X_{13}=0.307$，$X_{14}=0.306$，$X_{15}=0.224$，$X_{16}=0.163$。

表4-16　4岁组（4.0～4.9岁）幼儿肢体活动范围指标权重表

| 指标 | 线性组合中的系数 | | 综合得分模型中的系数 | 指标权重 |
|---|---|---|---|---|
| | 第1主成分 $F_1$ | 第2主成分 $F_2$ | | |
| 单腿坐位体前屈左（$X_{13}$） | 0.652 | −0.085 | 0.353 | 0.277 |
| 单腿坐位体前屈右（$X_{14}$） | 0.654 | −0.064 | 0.362 | 0.285 |
| 肩部拉伸触碰左（$X_{15}$） | −0.039 | 0.776 | 0.292 | 0.230 |
| 肩部拉伸触碰右（$X_{16}$） | −0.082 | 0.769 | 0.264 | 0.208 |

表4-17　5岁组（5.0～5.9岁）幼儿肢体活动范围指标权重表

| 指标 | 线性组合中的系数 | | 综合得分模型中的系数 | 指标权重 |
|---|---|---|---|---|
| | 第1主成分 $F_1$ | 第2主成分 $F_2$ | | |
| 单腿坐位体前屈左（$X_{13}$） | 0.632 | −0.121 | 0.364 | 0.307 |
| 单腿坐位体前屈右（$X_{14}$） | 0.631 | −0.123 | 0.363 | 0.306 |
| 肩部拉伸触碰左（$X_{15}$） | −0.041 | 0.820 | 0.265 | 0.224 |
| 肩部拉伸触碰右（$X_{16}$） | −0.137 | 0.792 | 0.193 | 0.163 |

### （五）肢体配合能力、感知判断能力的指标权重

运用变异系数法计算肢体配合能力和感知判断能力维度下所含指标的权重，计算指标对应标准差与平均数的比值，计算公式为

$$U_i = \frac{\delta_i}{\overline{x_i}}(i = 1, 2, \cdots, n) \qquad （4-9）$$

式中，$U_i$ 为第 $i$ 项的变异系数；$\delta_i$ 为第 $i$ 项的标准差；$\overline{x_i}$ 为第 $i$ 项平均数。

每一指标权重的计算公式为

$$W_i = \frac{U_i}{\sum_{i=1}^{n} U_i} \qquad （4-10）$$

幼儿肢体配合能力、感知判断能力、各指标的变异系数及对应权重如表 4-18 和表 4-19 所示。4 岁组（4.0 ~ 4.9 岁）幼儿跳方格和踢腿冲拳的权重分别为 $X_{17} = 0.358$，$X_{18} = 0.642$；5 岁组（5.0 ~ 5.9 岁）幼儿跳方格和踢腿冲拳的权重分别为 $X_{17} = 0.345$，$X_{18} = 0.655$。4 岁组（4.0 ~ 4.9 岁）幼儿手反应时和足反应时指标的权重分别为 $X_{19} = 0.614$，$X_{20} = 0.386$；5 岁组（5.0 ~ 5.9 岁）幼儿手反应时和足反应时指标的权重分别为 $X_{19} = 0.598$，$X_{20} = 0.402$。

**表 4-18　幼儿肢体配合能力指标权重表**

| 班级 | 指标 | 平均值 | 标准差 | 变异系数 | 指标权重 |
|------|------|--------|--------|----------|----------|
| 4 岁组 | 跳方格（$X_{17}$） | 11.726 | 3.965 | 0.338 | 0.358 |
| （4.0 ~ 4.9 岁） | 踢腿冲拳（$X_{18}$） | 20.87 | 12.665 | 0.607 | 0.642 |
| 5 岁组 | 跳方格（$X_{17}$） | 8.840 | 2.366 | 0.268 | 0.345 |
| （5.0 ~ 5.9 岁） | 踢腿冲拳（$X_{18}$） | 28.56 | 14.499 | 0.508 | 0.655 |

**表 4-19　幼儿感知判断能力指标权重表**

| 班级 | 指标 | 平均值 | 标准差 | 变异系数 | 指标权重 |
|------|------|--------|--------|----------|----------|
| 4 岁组 | 手反应时（$X_{19}$） | 35.400 | 5.481 | 0.155 | 0.614 |
| （4.0 ~ 4.9 岁） | 足反应时（$X_{20}$） | 45.454 | 4.423 | 0.097 | 0.386 |
| 5 岁组 | 手反应时（$X_{19}$） | 33.921 | 6.308 | 0.186 | 0.598 |
| （5.0 ~ 5.9 岁） | 足反应时（$X_{20}$） | 37.592 | 4.702 | 0.125 | 0.402 |

# 第三节 评价指标体系的确立

结合基本协调能力理论，在对专家问卷进行整理分析后，经过多轮专家问卷和验证分析，幼儿基本协调能力评价指标结果受年龄主效应的影响。因此，本书将幼儿基本协调能力评价指标体系分为 4 岁组（4.0～4.9 岁）、5 岁组（5.0～5.9 岁）2 个年龄组。依据本章第二节中指标权重计算结果，对各类指标下的测试指标进行归一化处理，计算指标的最终权重。本书采用乘积法计算各评价指标的最终权重。例如，提踵直线走的最终权重=0.05×0.273。最终的幼儿基本协调能力评价指标体系如表 4-20 和表 4-21 所示。

**表 4-20　4 岁组（4.0～4.9 岁）幼儿基本协调能力评价指标体系**

| 类指标 | 指标权重 | 评价指标（$X$） | 指标权重 | 指标最终权重（$W$） |
|---|---|---|---|---|
| 平衡能力 | 0.05 | 提踵直线走（$X_1$） | 0.273 | 0.014 |
| | | 脚跟直线走（$X_2$） | 0.253 | 0.013 |
| | | 单脚站立（$X_3$） | 0.224 | 0.011 |
| 节奏能力 | 0.17 | 节奏感应性（$X_5$） | 0.317 | 0.050 |
| | | 顺序再现（$X_6$） | 0.213 | 0.040 |
| | | 快慢再现（$X_7$） | 0.166 | 0.030 |
| | | 强弱再现（$X_8$） | 0.304 | 0.050 |
| 空间定向能力 | 0.11 | 曲线走（$X_9$） | 0.332 | 0.040 |
| | | 反复侧滑步（$X_{10}$） | 0.284 | 0.030 |
| | | 原地转圈变向走（$X_{11}$） | 0.255 | 0.030 |
| | | 定向踢球（$X_{12}$） | 0.129 | 0.010 |
| 肢体活动范围 | 0.05 | 单腿坐位体前屈左（$X_{13}$） | 0.277 | 0.014 |
| | | 单腿坐位体前屈右（$X_{14}$） | 0.285 | 0.014 |
| | | 肩部拉伸触碰左（$X_{15}$） | 0.230 | 0.012 |
| | | 肩部拉伸触碰右（$X_{16}$） | 0.208 | 0.010 |
| 肢体配合能力 | 0.49 | 跳方格（$X_{17}$） | 0.358 | 0.180 |
| | | 踢腿冲拳（$X_{18}$） | 0.642 | 0.310 |
| 感知判断能力 | 0.13 | 手反应时（$X_{19}$） | 0.614 | 0.080 |
| | | 足反应时（$X_{20}$） | 0.386 | 0.050 |

表4-21　5岁组（5.0～5.9岁）幼儿基本协调能力评价指标体系

| 类指标 | 指标权重 | 评价指标（$X$） | 指标权重 | 指标最终权重（$W$） |
|---|---|---|---|---|
| 平衡能力 | 0.05 | 提踵直线走（$X_1$） | 0.287 | 0.014 |
| | | 脚跟直线走（$X_2$） | 0.276 | 0.014 |
| | | 单脚站立（$X_3$） | 0.186 | 0.009 |
| | | 闭目原地踏步（$X_4$） | 0.251 | 0.013 |
| 节奏能力 | 0.17 | 节奏感应性（$X_5$） | 0.310 | 0.053 |
| | | 顺序再现（$X_6$） | 0.224 | 0.038 |
| | | 快慢再现（$X_7$） | 0.204 | 0.035 |
| | | 强弱再现（$X_8$） | 0.262 | 0.045 |
| 空间定向能力 | 0.11 | 曲线走（$X_9$） | 0.297 | 0.030 |
| | | 反复侧滑步（$X_{10}$） | 0.278 | 0.030 |
| | | 原地转圈变向走（$X_{11}$） | 0.269 | 0.030 |
| | | 定向踢球（$X_{12}$） | 0.156 | 0.020 |
| 肢体活动范围 | 0.05 | 单腿坐位体前屈左（$X_{13}$） | 0.307 | 0.015 |
| | | 单腿坐位体前屈右（$X_{14}$） | 0.306 | 0.015 |
| | | 肩部拉伸触碰左（$X_{15}$） | 0.224 | 0.011 |
| | | 肩部拉伸触碰右（$X_{16}$） | 0.163 | 0.008 |
| 肢体配合能力 | 0.49 | 跳方格（$X_{17}$） | 0.345 | 0.170 |
| | | 踢腿冲拳（$X_{18}$） | 0.655 | 0.320 |
| 感知判断能力 | 0.13 | 手反应时（$X_{19}$） | 0.598 | 0.080 |
| | | 足反应时（$X_{20}$） | 0.402 | 0.050 |

由表4-20和表4-21的结果可知，评价体系中一级指标权重由大到小的顺序依次为肢体配合能力（0.49）、节奏能力（0.17）、感知判断能力（0.13）、空间定向能力（0.11）、平衡能力（0.05）、肢体活动范围（0.05）。由此可见，肢体配合能力在幼儿基本协调能力中所占比例最大，其次是节奏能力、感知判断能力和空间定向能力，平衡能力和肢体活动范围所占比例相同且较小，但它们也是构成幼儿基本协调能力不可忽视的重要因素。

第五章

# 幼儿基本协调能力评价标准建立

本章运用百分位法建立了幼儿基本协调能力的 5 级单项指标评价标准和 4 级综合评价标准，回代检验计算的差错率在 5%以内，说明对 4 岁组（4.0～4.9 岁）、5 岁组（5.0～5.9 岁）样本的综合评价基本符合理论百分比；同时对主观评价法与所建立的评价标准进行了相关性检验。结果表明，2 种测试方法具有较高的一致性，也证明了所建立的标准能够用于对幼儿基本协调能力的检验。

## 第一节  单项指标评价标准制定

为了更客观地评估幼儿基本协调能力的发展水平，需要对各项测试指标进行标准制定，通过量化更客观、清晰地展现个体间的差异。目前制定评价标准主要有评分标准和等级标准 2 种方式。本书运用百分位数法制定幼儿基本协调能力各指标的评级评价标准，采用 5 级评分，评分的理论界值点如表 5-1 所示。依据《国民体质测定标准》的制定方法，本书对低于 $P_3$ 的值不予评分，以激励教师、家长对幼儿基本协调能力的重视。

**表 5-1  幼儿基本协调能力指标 5 级评分理论界值点[①]**

| 等级/分数 | 五等 20 分 | 四等 40 分 | 三等 60 分 | 二等 80 分 | 一等 100 分 |
|---|---|---|---|---|---|
| 高优指标百分位数 | $P_3$ | $P_{10}$ | $P_{35}$ | $P_{65}$ | $P_{90}$ |
| 低优指标百分位数 | $P_{97}$ | $P_{90}$ | $P_{65}$ | $P_{35}$ | $P_{10}$ |
| 理论百分比/% | 7 | 25 | 30 | 25 | 10 |

---

① 张艺宏，何仲清，徐峻华，等. 国民体质监测与评价[M]. 北京：科学出版社，2017：272.

## 一、计算方法与步骤

百分位数法是将指标的数据分别按由小到大的顺序排列，并将数据平分成 100 等份，某一数值在该指标数据中的位置由第几百分位（$P_a$）表示，如第 5 百分位表示为 $P_5$，计算公式为

$$P_a = D_a + \frac{L}{H_a}\left(\frac{a \cdot N}{100} - F_a\right) \tag{5-1}$$

式中，$P_a$ 为第 $a$ 百分位数；$D_a$ 为第 $a$ 百分位所在组数值的下限；$L$ 为组距；$H_a$ 为 $P_a$ 所在组的频数；$F_a$ 为 $D_a$ 上一组的频数；$N$ 为样本量。

首先运用 SPSS 统计软件对数据进行百分位数计算，制定步骤如下。

① 对数据进行整理，并建立能被 SPSS 统计软件调用的格式。

② 打开数据库，依次选择分析—频率—选指标—统计量，在"百分位数"前画"√"并对高优指标依次输入 3、10、35、65、90，对于如提踵直线走等低优指标输入时应依次为 97、90、65、35、10，确定后得出计算结果。

③ 对数据的小数点进行调整后得到幼儿基本协调能力各指标百分位成绩表（表 5-2）。

表 5-2  幼儿基本协调能力各指标百分位成绩表

| 指标 | 4 岁组（4.0～4.9 岁） | | | | | 5 岁组（5.0～5.9 岁） | | | | |
|---|---|---|---|---|---|---|---|---|---|---|
| | $P_3$ | $P_{10}$ | $P_{35}$ | $P_{65}$ | $P_{90}$ | $P_3$ | $P_{10}$ | $P_{35}$ | $P_{65}$ | $P_{90}$ |
| $X_1$ | 11.24 | 8.66 | 6.35 | 4.41 | 3.15 | 10.32 | 8.48 | 5.99 | 4.36 | 2.87 |
| $X_2$ | 12.50 | 8.97 | 6.84 | 5.35 | 3.49 | 11.70 | 8.52 | 6.20 | 5.10 | 3.47 |
| $X_3$ | 2.22 | 3.76 | 7.95 | 13.49 | 28.66 | 2.70 | 4.65 | 12.05 | 22.97 | 48.00 |
| $X_4$ | 3.40 | 6.84 | 11.26 | 19.50 | 36.05 | 5.31 | 7.30 | 11.56 | 20.60 | 39.48 |
| $X_5$ | 1.7 | 2.7 | 3.7 | 4.3 | 5.0 | 2.7 | 3.0 | 4.0 | 4.7 | 5.0 |
| $X_6$ | 1 | 2 | 3 | 4 | 5 | 1 | 2 | 3 | 4 | 5 |
| $X_7$ | 1 | 2 | 3 | 4 | 5 | 1 | 2 | 3 | 4 | 5 |
| $X_8$ | 1 | 2 | 3 | 4 | 5 | 1 | 2 | 3 | 4 | 5 |
| $X_9$ | 9.81 | 8.71 | 7.17 | 6.34 | 5.58 | 8.66 | 7.91 | 6.66 | 6.00 | 5.30 |
| $X_{10}$ | 11 | 14 | 19 | 22 | 25 | 13 | 18 | 21 | 24 | 27 |
| $X_{11}$ | 24.29 | 22.42 | 18.50 | 15.85 | 13.27 | 21.17 | 18.32 | 15.30 | 13.10 | 10.60 |

续表

| 指标 | 4 岁组（4.0~4.9 岁） | | | | | 5 岁组（5.0~5.9 岁） | | | | |
|---|---|---|---|---|---|---|---|---|---|---|
| | $P_3$ | $P_{10}$ | $P_{35}$ | $P_{65}$ | $P_{90}$ | $P_3$ | $P_{10}$ | $P_{35}$ | $P_{65}$ | $P_{90}$ |
| $X_{12}$ | 1 | 3 | 5 | 7 | 8 | 2 | 4 | 6 | 8 | 9 |
| $X_{13}$ | −2.18 | 1.5 | 4.0 | 8.0 | 12.0 | −9.5 | −1.5 | 3.0 | 7.2 | 14.2 |
| $X_{14}$ | −2.3 | 1.4 | 4.0 | 8.0 | 13.0 | −7.6 | −1.5 | 3.0 | 7.3 | 14.0 |
| $X_{15}$ | 27 | 25 | 20 | 16 | 11 | 29 | 23 | 18 | 14 | 9 |
| $X_{16}$ | 7 | 24 | 19 | 15 | 10 | 27 | 22 | 17 | 13 | 8 |
| $X_{17}$ | 21.84 | 17.47 | 12.61 | 9.80 | 7.47 | 14.20 | 11.96 | 9.47 | 7.60 | 6.03 |
| $X_{18}$ | 2 | 5 | 14 | 26 | 39 | 4 | 10 | 21 | 35 | 48 |
| $X_{19}$ D | 49.37 | 44.19 | 37.00 | 33.30 | 29.14 | 47.20 | 41.44 | 35.95 | 31.50 | 26.50 |
| T | 0.32 | 0.30 | 0.28 | 0.26 | 0.25 | 0.31 | 0.29 | 0.27 | 0.25 | 0.23 |
| $x_{20}$ D | 54 | 50 | 48 | 43 | 39 | 50 | 44 | 39 | 35 | 31 |
| T | 0.33 | 0.32 | 0.31 | 0.29 | 0.28 | 0.32 | 0.30 | 0.29 | 0.27 | 0.25 |

注：$X_1$=提踵直线走/秒，$X_2$=脚跟直线走/秒，$X_3$=单脚站立/秒，$X_4$=闭目原地踏步/秒，$X_5$=节奏感应性/次，$X_6$=顺序再现/分，$X_7$=快慢再现/分，$X_8$=强弱再现/分，$X_9$=曲线走/秒，$X_{10}$=反复侧滑步/次，$X_{11}$=原地转圈变向走/秒，$X_{12}$=定向踢球/次，$X_{13}$=单腿坐位体前屈左/厘米，$X_{14}$=单腿坐位体前屈右/厘米，$X_{15}$=肩部拉伸触碰左/厘米，$X_{16}$=肩部拉伸触碰右/厘米，$X_{17}$=跳方格/秒，$X_{18}$=踢腿冲拳/次，$X_{19}$=手反应时：D=厘米，T=秒，$X_{20}$=足反应时：D=厘米，T=秒。

④ 依据各指标百分位成绩表，划分为 1~5 个等级，并结合指标权重按百分制（分为 5 个等级，对应的分值分别为 20 分、40 分、60 分、80 分、100 分）计算各等级的对应分值，即每一指标的权重与对应分数的乘积为各单项加权后的分数。

⑤ 对数据进行整理后得到各年龄段单项指标的 5 级评分表，其中一等为最高等级，对应原始总分为 100 分。

## 二、确定单项指标评价标准

经过以上步骤后得到表 5-3 和表 5-4 的 4 岁组（4.0~4.9 岁）和 5 岁组（5.0~5.9 岁）幼儿基本协调能力各指标评分表，包含评价指标和等级（5 级）及对应的加权得分。

表 5-3 4 岁组（4.0～4.9 岁）幼儿基本协调能力各指标评分表

| 测试指标（$X$） | 五等 20分 | 四等 40分 | 三等 60分 | 二等 80分 | 一等 100分 |
|---|---|---|---|---|---|
| 提踵直线走（$X_1$）/秒 | 8.67～11.24 | 6.36～8.66 | 4.42～6.35 | 3.16～4.41 | <3.16 |
| 得分 | 0.28 | 0.56 | 0.84 | 1.12 | 1.4 |
| 脚跟直线走（$X_2$）/秒 | 8.98～12.50 | 6.85～8.97 | 5.36～6.84 | 3.50～5.35 | <3.50 |
| 得分 | 0.26 | 0.52 | 0.78 | 1.04 | 1.3 |
| 单脚站立（$X_3$）/秒 | 2.22～3.75 | 3.76～7.94 | 7.95～13.48 | 13.49～28.65 | >28.65 |
| 得分 | 0.22 | 0.44 | 0.66 | 0.88 | 1.1 |
| 闭目原地踏步（$X_4$）/秒 | 3.40～6.83 | 6.84～11.25 | 11.26～19.49 | 19.50～36.04 | >36.04 |
| 得分 | 0.26 | 0.52 | 0.78 | 1.04 | 1.3 |
| 节奏感应性（$X_5$）/分 | 1.7～2.6 | 2.7～3.6 | 3.7～4.2 | 4.3～4.9 | 5 |
| 得分 | 1 | 2 | 3 | 4 | 5 |
| 顺序再现（$X_6$）/分 | 1 | 2 | 3 | 4 | 5 |
| 得分 | 0.8 | 1.6 | 2.4 | 3.2 | 4 |
| 快慢再现（$X_7$）/分 | 1 | 2 | 3 | 4 | 5 |
| 得分 | 0.6 | 1.2 | 1.8 | 2.4 | 3 |
| 强弱再现（$X_8$）/分 | 1 | 2 | 3 | 4 | 5 |
| 得分 | 1 | 2 | 3 | 4 | 5 |
| 曲线走（$X_9$）/秒 | 8.72～9.81 | 7.18～8.71 | 6.35～7.17 | 5.59～6.34 | <5.59 |
| 得分 | 0.8 | 1.6 | 2.4 | 3.2 | 4 |
| 反复侧滑步（$X_{10}$）/次 | 11～13 | 14～18 | 19～21 | 22～24 | >24 |
| 得分 | 0.6 | 1.2 | 1.8 | 2.4 | 3 |
| 原地转圈变向走（$X_{11}$）/秒 | 22.43～24.29 | 18.51～22.42 | 15.86～18.50 | 13.28～15.85 | <13.28 |
| 得分 | 0.6 | 1.2 | 1.8 | 2.4 | 3 |
| 定向踢球（$X_{12}$）/次 | 1～2 | 3～4 | 5～6 | 7 | >7 |
| 得分 | 0.2 | 0.4 | 0.6 | 0.8 | 1 |
| 单腿坐位体前屈左（$X_{13}$）/厘米 | −2.79～1.44 | 1.45～3.99 | 4～7.99 | 8～11.99 | >11.99 |
| 得分 | 0.28 | 0.56 | 0.84 | 1.12 | 1.4 |
| 单腿坐位体前屈右（$X_{14}$）/厘米 | −2.30～1.40 | 1.40～3.99 | 4～7.99 | 8～12.99 | >12.99 |
| 得分 | 0.28 | 0.56 | 0.84 | 1.12 | 1.4 |
| 肩部拉伸触碰左（$X_{15}$）/厘米 | 25.1～27 | 20.1～25 | 16.1～20 | 11.1～16 | <11.1 |
| 得分 | 0.24 | 0.48 | 0.72 | 0.96 | 1.2 |

续表

| 测试指标（$X$） | 五等<br>20分 | 四等<br>40分 | 三等<br>60分 | 二等<br>80分 | 一等<br>100分 |
|---|---|---|---|---|---|
| 肩部拉伸触碰右<br>（$X_{16}$）/厘米 | 24.1～26.8 | 19.1～24 | 15.1～19 | 10.1～15 | <10.1 |
| 得分 | 0.2 | 0.4 | 0.6 | 0.8 | 1 |
| 跳方格（$X_{17}$）/秒 | 17.48～21.84 | 12.62～17.47 | 9.81～12.61 | 7.48～9.80 | <7.48 |
| 得分 | 3.6 | 7.2 | 10.8 | 14.4 | 18 |
| 踢腿冲拳（$X_{18}$）/次 | 2～4 | 5～13 | 14～25 | 26～38 | >38 |
| 得分 | 6.2 | 12.4 | 18.6 | 24.8 | 31 |
| 手反应时（$X_{19}$）D/厘米 | 44.20～49.37 | 37.01～44.19 | 33.31～37 | 29.14～33.30 | <29.13 |
| T/秒 | 0.32 | 0.30～0.31 | 0.28～0.29 | 0.26～0.27 | 0.25 |
| 得分 | 1.6 | 3.2 | 4.8 | 6.4 | 8 |
| 足反应时（$X_{20}$）D/厘米 | 50.01～54 | 47.61～50 | 42.54～47.60 | 39.21～42.53 | <39.21 |
| T/秒 | 0.33 | 0.32 | 0.31 | 0.29～0.30 | <0.28 |
| 得分 | 1 | 2 | 3 | 4 | 5 |

### 表5-4　5岁组（5.0～5.9岁）幼儿基本协调能力各指标评分表

| 测试指标（$X$） | 五等<br>20分 | 四等<br>40分 | 三等<br>60分 | 二等<br>80分 | 一等<br>100分 |
|---|---|---|---|---|---|
| 提踵直线走（$X_1$）/秒 | 8.49～10.32 | 6.00～8.48 | 4.37～5.99 | 2.88～4.36 | <2.88 |
| 得分 | 0.28 | 0.56 | 0.84 | 1.12 | 1.4 |
| 脚跟直线走（$X_2$）/秒 | 8.53～11.70 | 6.21～8.52 | 5.11～6.20 | 3.48～5.10 | <3.48 |
| 得分 | 0.28 | 0.56 | 0.84 | 1.12 | 1.4 |
| 单脚站立（$X_3$）/秒 | 2.70～4.64 | 4.65～12.04 | 12.05～22.96 | 22.97～47.99 | >47.99 |
| 得分 | 0.18 | 0.36 | 0.54 | 0.72 | 0.9 |
| 闭目原地踏步（$X_4$）/秒 | 5.31～7.29 | 7.30～11.55 | 11.56～20.59 | 20.60～39.47 | >39.47 |
| 得分 | 0.26 | 0.52 | 0.78 | 1.04 | 1.3 |
| 节奏感应性（$X_5$）/分 | 2.7～2.9 | 3.0～3.9 | 4.0～4.6 | 4.7～4.9 | 5 |
| 得分 | 1.06 | 2.12 | 3.18 | 4.24 | 5.3 |
| 顺序再现（$X_6$）/分 | 1 | 2 | 3 | 4 | 5 |
| 得分 | 0.76 | 1.52 | 2.28 | 3.04 | 3.8 |
| 快慢再现（$X_7$）/分 | 1 | 2 | 3 | 4 | 5 |
| 得分 | 0.7 | 1.4 | 2.1 | 2.8 | 3.5 |
| 强弱再现（$X_8$）/分 | 1 | 2 | 3 | 4 | 5 |
| 得分 | 0.9 | 1.8 | 2.7 | 3.6 | 4.5 |

续表

| 测试指标（$X$） | 五等<br>20分 | 四等<br>40分 | 三等<br>60分 | 二等<br>80分 | 一等<br>100分 |
|---|---|---|---|---|---|
| 曲线走（$X_9$）/秒 | 7.92 ~ 8.66 | 6.67 ~ 7.91 | 6.01 ~ 6.66 | 5.29 ~ 6.00 | <5.29 |
| 得分 | 0.6 | 1.2 | 1.8 | 2.4 | 3 |
| 反复侧滑步（$X_{10}$）/次 | 13 ~ 17 | 18 ~ 20 | 21 ~ 23 | 24 ~ 26 | >26 |
| 得分 | 0.6 | 1.2 | 1.8 | 2.4 | 3 |
| 原地转圈变向走（$X_{11}$）/秒 | 18.33 ~ 21.17 | 15.31 ~ 18.32 | 13.11 ~ 15.30 | 10.59 ~ 13.10 | <10.59 |
| 得分 | 0.6 | 1.2 | 1.8 | 2.4 | 3 |
| 定向踢球（$X_{12}$）/次 | 2 ~ 3 | 4 ~ 5 | 6 ~ 7 | 8 | >8 |
| 得分 | 0.4 | 0.8 | 1.2 | 1.6 | 2 |
| 单腿坐位体前屈左（$X_{13}$）<br>/厘米 | −9.5 ~ 1.49 | −1.50 ~ 2.99 | 3 ~ 7.19 | 7.2 ~ 14.1 | >14.1 |
| 得分 | 0.3 | 0.6 | 0.9 | 1.2 | 1.5 |
| 单腿坐位体前屈右（$X_{14}$）<br>/厘米 | −7.6 ~ 1.50 | −1.50 ~ 2.99 | 3 ~ 7.29 | 7.3 ~ 13.99 | >13.99 |
| 得分 | 0.3 | 0.6 | 0.9 | 1.2 | 1.5 |
| 肩部拉伸触碰左<br>（$X_{15}$）/厘米 | 23.1 ~ 29 | 18.1 ~ 23 | 13.9 ~ 18 | 8.7 ~ 13.8 | <8.7 |
| 得分 | 0.22 | 0.44 | 0.66 | 0.88 | 1.1 |
| 肩部拉伸触碰右<br>（$X_{16}$）/厘米 | 22.1 ~ 27 | 17.1 ~ 22 | 13.1 ~ 17 | 8.1 ~ 13 | <8.1 |
| 得分 | 0.16 | 0.32 | 0.48 | 0.64 | 0.8 |
| 跳方格（$X_{17}$）/秒 | 11.97 ~ 14.20 | 9.48 ~ 11.96 | 7.61 ~ 9.47 | 6.04 ~ 7.60 | <6.04 |
| 得分 | 3.4 | 6.8 | 10.2 | 13.6 | 17 |
| 踢腿冲拳（$X_{18}$）/次 | 4 ~ 9 | 10 ~ 20 | 21 ~ 34 | 35 ~ 47 | >47 |
| 得分 | 6.4 | 12.8 | 19.2 | 25.6 | 32 |
| 手反应时（$X_{19}$）D/厘米 | 41.45 ~ 47.20 | 35.96 ~ 41.44 | 31.51 ~ 35.95 | 26.51 ~ 31.50 | <26.51 |
| T/秒 | 0.30 ~ 0.31 | 0.28 ~ 0.29 | 0.26 ~ 0.27 | 0.24 ~ 0.25 | <0.23 |
| 得分 | 1.6 | 3.2 | 4.8 | 6.4 | 8 |
| 足反应时（$X_{20}$）D/厘米 | 44.26 ~ 50 | 39.01 ~ 44.25 | 35.01 ~ 39 | 31.01 ~ 35 | <30.01 |
| T/秒 | 0.31 ~ 0.32 | 0.30 | 0.28 ~ 0.29 | 0.26 ~ 0.27 | <0.25 |
| 得分 | 1 | 2 | 3 | 4 | 5 |

　　各单项评分标准代表幼儿在每个项目测试中的得分，通过对应的等级和得分可以反映幼儿基本协调能力构成要素各单项的发展水平。对照个人的纵向成绩和

班级的横向成绩可以为个体基本协调能力的现实水平提供依据，有利于及时发现不足，采取更有针对性的练习方法。

# 第二节　综合评价标准制定

本研究的最终目的是通过对幼儿基本协调能力的综合评价，快速得到幼儿基本协调能力的客观现状，并比较其差异与不足，进而以此为依据制定相应的练习策略，对构成幼儿基本协调能力的各类指标要素进行定量描述。

综合评价标准的制定方法主要依据幼儿基本协调能力的各单项指标，运用加权求和法，计算公式为

$$综合评分（总分）= \sum (Px \cdot Wx) \tag{5-2}$$

式中，$P_x$ 为单项指标 $x$ 的得分；$W$ 为指标 $x$ 的权重。

综合评价标准制定的步骤如下。

① 对照各年龄组幼儿基本协调能力指标的评价标准（表 5-3 和表 5-4），将各项实测分数转换为标准分数。

② 将标准分数与指标权重相乘，得到各项指标的评分值。

③ 将各项指标的评分值相加，得到幼儿的综合评分。

根据第四章的指标权重可以得到幼儿基本协调能力的评价模型公式：

$$
\begin{aligned}
4岁组（4.0 \sim 4.9岁）= {} & 0.014X_1 + 0.013X_2 + 0.011X_3 + 0.013X_4 \\
& + 0.05X_5 + 0.04X_6 + 0.03X_7 + 0.05X_8 \\
& + 0.04X_9 + 0.03(X_{10} + X_{11}) + 0.01X_{12} \\
& + 0.014(X_{13} + X_{14}) + 0.012X_{15} + 0.01X_{16} \\
& + 0.18X_{17} + 0.31X_{18} + 0.08X_{19} + 0.05X_{20}
\end{aligned} \tag{5-3}
$$

$$
\begin{aligned}
5岁组（5.0 \sim 5.9岁）= {} & 0.014(X_1 + X_2) + 0.009X_3 + 0.013X_4 \\
& + 0.053X_5 + 0.038X_6 + 0.035X_7 \\
& + 0.045X_8 + 0.03(X_9 + X_{10} + X_{11}) \\
& + 0.02X_{12} + 0.015(X_{13} + X_{14}) + 0.011X_{15} \\
& + 0.008X_{16} + 0.17X_{17} + 0.32X_{18} + 0.08X_{19} \\
& + 0.05X_{20}
\end{aligned} \tag{5-4}
$$

④ 通过评价模型得出基本协调能力各样本的综合分数，以年龄分组按百分位数法，计算样本 $P_{15}$、$P_{65}$、$P_{90}$ 的对应分值，依据得出的不同区间划分为不同等级。

⑤ 经调整后，使综合评分标准符合本书的理论百分比，最后确定了幼儿基本协调能力的综合评价表。4 岁组（4.0～4.9 岁）和 5 岁组（5.0～5.9 岁）幼儿基本协调能力综合评价表（加权）分别如表 5-5 和表 5-6 所示。

表 5-5　4 岁组（4.0～4.9 岁）幼儿基本协调能力综合评价表（加权）（$n$=426）

| 指标 | 一级（优秀） | 二级（良好） | 三级（合格） | 四级（不合格） |
|---|---|---|---|---|
| 平衡能力/分 | ≥4.07 | 3.33～4.06 | 2.30 | <2.30 |
| 节奏能力/分 | ≥16 | 14～15.99 | 6.40～13.99 | <6.40 |
| 空间定向能力/分 | ≥8.80 | 7.20～8.19 | 5.00～7.19 | <5.00 |
| 肢体活动范围/分 | ≥4.20 | 3.52 | 2.08 | <2.08 |
| 肢体配合能力/分 | ≥39.98 | 33～39.97 | 19.65 | <19.65 |
| 感知判断能力/分 | ≥11.40 | 9.80～11.39 | 6.20 | <6.20 |
| 综合得分/分 | ≥76.05 | 67.01～76.05 | 51.40～67.0 | <51.40 |
| 理论百分比/% | 10 | 25 | 50 | <15 |
| 百分位数 | $P_{90}$ 以上 | $P_{65}$～$P_{90}$ | $P_{15}$～$P_{65}$ | $P_{15}$ 以下 |

表 5-6　5 岁组（5.0～5.9 岁）幼儿基本协调能力综合评价表（加权）（$n$=416）

| 指标 | 一级（优秀） | 二级（良好） | 三级（合格） | 四级（不合格） |
|---|---|---|---|---|
| 平衡能力/分 | ≥3.81 | 3.21～3.80 | 2.20～3.20 | <2.20 |
| 节奏能力/分 | ≥16.05 | 14.58～16.04 | 8.70～14.57 | <8.70 |
| 空间定向能力/分 | ≥8.20 | 7.11～8.19 | 4.80～7.10 | <4.80 |
| 肢体活动范围/分 | ≥4.08 | 3.31～4.07 | 2.10～3.30 | <2.10 |
| 肢体配合能力/分 | ≥42.1 | 32.8～42.0 | 19.5～32.7 | <19.5 |
| 感知判断能力/分 | ≥10.5 | 8.5～10.4 | 4.0～8.4 | <4.0 |
| 综合得分/分 | ≥75.56 | 67.95～75.55 | 50～67.94 | <50 |
| 理论百分比/% | 10 | 25 | 50 | 15 |
| 百分位数 | $P_{90}$ 以上 | $P_{65}$～$P_{90}$ | $P_{15}$～$P_{65}$ | $P_{15}$ 以下 |

# 第三节　评价标准回代检验

对于新建立的标准需要对其进行可靠性检验,按样本数据的80%建模、20%检验的原则, 把 20%的测试样本进行回代检验(n=226),通过计算差错率检验与理论百分比的一致程度,差错率越低说明评分标准可靠性越高。主要步骤如下。

① 整理所抽样本的原始测试数据。

② 从所建立的各单项成绩表中找到每项测试指标所对应的分数。

③ 将各项指标所对应的分数乘以其权重,然后将所有加权的指标分值相加获得综合得分, 最后查综合评价表(表5-5 和表5-6)得到相应的等级,对样本整理后结果如表5-7、图5-1、图5-2 所示。由图表可知, 4 岁组(4.0~4.9 岁)、5 岁组(5.0~5.9 岁)样本的综合评价回代检验基本符合理论百分比,差错率在5%以内,证明吻合度较好,幼儿基本协调能力综合评价标准建立。

表5-7　基本协调能力综合评价标准的回代检验一览表

| 指标 | 一级<br>(优秀) | 二级<br>(良好) | 三级<br>(合格) | 四级<br>(不合格) | 合计 |
|---|---|---|---|---|---|
| 4 岁组(4.0~4.9 岁)<br>人数 | 11 | 24 | 53 | 16 | 104 |
| 百分比/% | 10.37 | 23.97 | 50.51 | 15.15 | 100 |
| 差错率/% | 3.7 | −4.1 | 1.0 | 1.0 | |
| 5 岁组(5.0~5.9 岁)<br>人数 | 12 | 32 | 60 | 18 | 122 |
| 百分比/% | 9.8 | 26.0 | 49.2 | 14.8 | 100 |
| 差错率/% | −2 | 4 | −1.6 | −1.3 | |

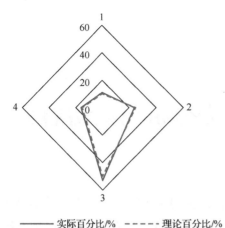

——— 实际百分比/% - - - - - 理论百分比/%

**图5-1 4岁组（4.0～4.9岁）幼儿综合评价标准回代检验对比雷达图**

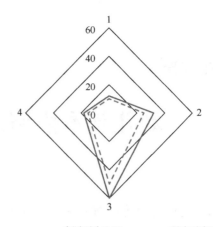

——— 实际百分比/% - - - - - 理论百分比/%

**图5-2 5岁组（5.0～5.9岁）幼儿综合评价标准回代检验对比雷达图**

对幼儿基本协调能力的评价习惯采用传统的主观经验法，为了验证所构建的评价指标体系与传统评价方法结果是否有差异，作者于2018年12月在××师范大学幼儿园随机抽取了中、大班各10名幼儿进行了20个指标的测试。对测试结果运用所构建的评价标准进行综合评分，得分A；邀请3名专家在测试过程中按构建指标的权重比例对幼儿基本协调能力进行主观评分（附录H）；取3名专家评分的均值为该幼儿的最后主观评价得分B；进行相关性检验［肯德尔协调系数法见式（3-2）～式（3-7）］，结果 $W=0.825$。这表示2种测试方法具有较高的相关性，即所构建的评价标准与主观评价具有一致性，也说明本评价指标体系能够有效地检验幼儿基本协调能力，将其应用于幼儿基本协调能力评价具有可行性。因此，对幼儿基本协调能力的评价标准完成建立，基于建立过程的局限性，标准还需要在实际运用中反复检验，并不断地进行修正和完善，以适应幼儿体质的变化，更准确地对幼儿基本协调能力进行判别。

# 第六章

# 幼儿基本协调能力分析与活动启示

幼儿基本协调能力发展多个指标结果为女童高于男童。中班女童的基本协调能力综合指标与男童存在显著的性别差异，大班女童优于男童但差异不显著。幼儿基本协调能力的发展水平与先天的生理成熟及后天的经验有关，应把握好生理发展的特定阶段，并进行相关的基本动作技能的练习，增加其活动和动作经验，提高其基本动作技能储备，以提高幼儿的活动参与率。

对幼儿基本协调能力的评价不但在于诊断、证明、反馈，而且通过多元化的评价手段能激发幼儿参与活动的兴趣，使其养成良好的意识和习惯，使个性得到全面发展。高质量的评估将有助于幼儿的学习和教师教学的改进，是对所选游戏方案有优势及提高儿童动作能力有效性的确认和证明。评估在幼儿的活动过程中是必要的，必须持续地、有效地并结合实际施行。因此，在教学过程中应融入基本协调能力的评价元素，并通过开发有效策略、提升教师体育素养、优化活动参与环境，使学习与评价、教学与评价有机地结合，促进幼儿成功经验的获得，提升幼儿的自信度和自我效能感。

## 第一节　幼儿基本协调能力发展水平分析

幼儿期的基本动作技能及其协调能力发展水平对其体育参与水平和终身健康将产生重要的影响。因此，我们既要密切关注幼儿活动参与的能力与水平，又要准确地把握幼儿基本协调能力的发展现状。本节基于所测量的数据，采用新建立的幼儿基本协调能力评价标准对其年龄和性别规律进行分析，以期为后续的课程设计提供依据。主要运用独立样本 *t* 检验并结合效果量（Effect Size）对各年龄段幼儿的成绩进行比较，分析各指标、构成要素及总成绩发展的性别差异。基于 *p* 值的显著性检验较大的依赖样本量，当样本量达到某一程度时，任何差异都会影响统计的显著性结果，用效果衡量 2 个样本间指标的差异程度能弥补 *p* 值统计的缺陷。Cohen 较早提出效果量的概念并得到了发展[①]，本书运用 Cohen *d* 值来计算性别的差异。根据研究建议，大效果量 *d*≥0.8，中等效果量 *d*=0.5，小效果量 *d*≤0.2。

## 一、4 岁组（4.0~4.9 岁）幼儿基本协调能力发展水平分析

图 6-1~图 6-3、表 6-1 和表 6-2 为幼儿基本协调能力各构成指标及 20 个测试指标的性别差异结果。从幼儿基本协调能力综合评价差异结果（图 6-1）可知，女童得分高于男童且总分存在显著性差异（*p*<0.01），构成要素各指标中只有感知判断能力男童高于女童但不存在显著性差异，其余指标均低于女童。其中，肢体活动范围和肢体配合能力女童高于男童且存在显著性差异（*p*<0.01）。从效果量看，上述存在显著性差异的指标及综合得分的性别差异均具有小到中等的效果量（*d*=0.39~0.47）。

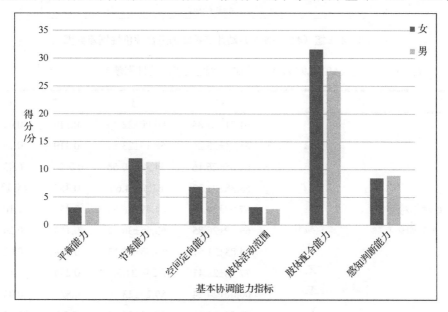

**图 6-1　4 岁组（4.0~4.9 岁）幼儿基本协调能力综合评价差异图**

---

① COHEN J. Statistical power analysis for the behavioral sciences[M]. 2nd ed. New Jersey: Lawrence Erlbaum, 1988: 20.

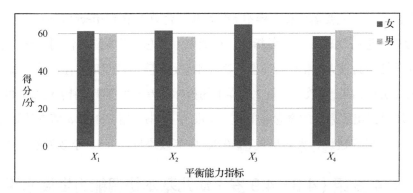

**图 6-2　4 岁组（4.0～4.9 岁）幼儿平衡能力综合评价性别差异图**

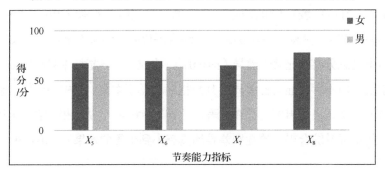

**图 6-3　4 岁组（4.0～4.9 岁）幼儿节奏能力综合评价性别差异图**

表 6-1　4 岁组（4.0～4.9 岁）幼儿基本协调能力发展的性别差异表（$\overline{X} \pm S^{①}$）

| 分组 | | 女 | 男 | $p$ | $d$ |
|---|---|---|---|---|---|
| | $X_1$ | 61.21±25.84 | 60.00±22.49 | 0.719 | 0.05 |
| | $X_2$ | 61.41±23.26 | 58.13±23.88 | 0.319 | 0.14 |
| | $X_3$ | 64.65±26.16 | 54.58±20.66 | 0.002** | 0.43 |
| | $X_4$ | 58.38±23.33 | 61.5±24.68 | 0.354 | −0.13 |
| 单项指标得分<br>（不加权） | $X_5$ | 67.07±24.63 | 64.49±26.68 | 0.472 | 0.10 |
| | $X_6$ | 69.29±26.85 | 63.55±30.32 | 0.153 | 0.20 |
| | $X_7$ | 64.85±31.57 | 63.93±33.13 | 0.838 | 0.03 |
| | $X_8$ | 77.78±28.41 | 72.9±31.35 | 0.244 | 0.16 |
| | $X_9$ | 60.00±24.24 | 59.25±23.30 | 0.822 | 0.03 |
| | $X_{10}$ | 63.84±22.98 | 60.75±24.25 | 0.35 | 0.13 |

---

① $\overline{X}$ 为平均数；$S$ 为标准差。

续表

| 分组 | | 女 | 男 | $p$ | $d$ |
|---|---|---|---|---|---|
| 单项指标得分（不加权） | $X_{11}$ | 61.82±22.87 | 57.57±24.83 | 0.204 | 0.18 |
| | $X_{12}$ | 64.65±25.04 | 71.59±25.18 | 0.049* | -0.28 |
| | $X_{13}$ | 64.44±23.13 | 55.7±28.02 | 0.016* | 0.34 |
| | $X_{14}$ | 63.84±23.33 | 58.69±26.39 | 0.141 | 0.21 |
| | $X_{15}$ | 66.46±21.73 | 59.07±23.05 | 0.019* | 0.33 |
| | $X_{16}$ | 63.84±25.34 | 58.13±23.24 | 0.093 | 0.23 |
| | $X_{17}$ | 65.86±20.25 | 54.02±25.36 | 0.000*** | 0.52 |
| | $X_{18}$ | 63.64±21.26 | 57.94±23.78 | 0.072 | 0.25 |
| | $X_{19}$ | 56.97±24.30 | 64.49±20.06 | 0.016* | -0.34 |
| | $X_{20}$ | 74.58±26.29 | 77.37±23.15 | 0.421 | 0.11 |
| 各维度得分（加权） | 平衡能力 | 3.13±0.77 | 3.00±0.64 | 0.187 | 0.18 |
| | 节奏能力 | 11.96±3.77 | 11.33±4.17 | 0.258 | 0.16 |
| | 空间定向能力 | 6.82±1.57 | 6.64±1.51 | 0.401 | 0.12 |
| | 肢体活动范围 | 3.23±0.85 | 2.89±0.89 | 0.005** | 0.39 |
| | 肢体配合能力 | 31.58±8.11 | 27.69±8.37 | 0.001** | 0.47 |
| | 感知判断能力 | 8.43±2.41 | 8.89±2.30 | 0.161 | -0.20 |
| 总分 | | 65.14±10.83 | 60.43±10.90 | 0.002*** | 0.43 |

注：$X_1$=提踵直线走，$X_2$=脚跟直线走，$X_3$=单脚站立，$X_4$=闭目原地踏步，$X_5$=节奏感应性，$X_6$=顺序再现，$X_7$=快慢再现，$X_8$=强弱再现，$X_9$=曲线走，$X_{10}$=反复侧滑步，$X_{11}$=原地转圈变向走，$X_{12}$=定向踢球，$X_{13}$=单腿坐位体前屈左，$X_{14}$=单腿坐位体前屈右，$X_{15}$=肩部拉伸触碰左，$X_{16}$=肩部拉伸触碰右，$X_{17}$=跳方格，$X_{18}$=踢腿冲拳，$X_{19}$=手反应时，$X_{20}$=足反应时。

*$p<0.05$。

**$p<0.01$。

***$p<0.001$。

表6-2 5岁组（5.0～5.9岁）幼儿基本协调能力发展的性别差异表（$\overline{X}\pm S$[①]）

| 分组 | | 女 | 男 | $p$ | $d$ |
|---|---|---|---|---|---|
| 单项指标得分（不加权） | $X_1$ | 56.99±24.38 | 60.00±21.71 | 0.31 | -0.13 |
| | $X_2$ | 58.23±25.15 | 61.54±23.44 | 0.29 | -0.14 |
| | $X_3$ | 62.30±22.32 | 57.08±25.29 | 0.091 | 0.22 |
| | $X_4$ | 57.54±25.03 | 60.53±22.59 | 0.332 | 0.13 |
| | $X_5$ | 69.56±21.73 | 67.23±22.13 | 0.411 | 0.11 |

① $\overline{X}$ 为平均数；$S$ 为标准差。

| 分组 | | 女 | 男 | $p$ | $d$ |
|---|---|---|---|---|---|
| | $X_6$ | 78.23±25.85 | 71.38±26.11 | 0.042* | 0.26 |
| | $X_7$ | 75.04±27.97 | 69.85±28.64 | 0.155 | 0.18 |
| | $X_8$ | 83.19±26.13 | 83.08±23.29 | 0.973 | 0.004 |
| | $X_9$ | 57.35±23.38 | 60.92±24.00 | 0.242 | −0.15 |
| | $X_{10}$ | 60.88±21.11 | 65.38±25.97 | 0.143 | −0.19 |
| | $X_{11}$ | 59.47±24.56 | 60.92±22.81 | 0.633 | −0.06 |
| 单项指标得分 | $X_{12}$ | 44.96±21.8 | 48.62±23.88 | 0.216 | −0.16 |
| (不加权) | $X_{13}$ | 69.03±20.53 | 54.62±22.24 | 0.000*** | 0.67 |
| | $X_{14}$ | 69.38±22.53 | 55.08±21.14 | 0.000*** | 0.65 |
| | $X_{15}$ | 62.65±22.44 | 58.31±24.4 | 0.152 | 0.19 |
| | $X_{16}$ | 63.19±22.92 | 59.38±24.26 | 0.213 | 0.16 |
| | $X_{18}$ | 63.89±22.18 | 58.92±23.14 | 0.09 | 0.22 |
| | $X_{19}$ | 56.81±24.43 | 62.46±24.02 | 0.071 | −0.23 |
| | $X_{20}$ | 41.95±20.87 | 48.46±24.13 | 0.026* | −0.29 |
| | 平衡能力 | 2.96±0.7 | 2.96±0.71 | 0.978 | 0 |
| | 节奏能力 | 13.03±3.61 | 12.46±3.44 | 0.209 | 0.16 |
| 各维度得分 | 空间定向能力 | 6.23±1.37 | 6.59±1.54 | 0.057 | −0.25 |
| (加权) | 肢体活动范围 | 3.27±0.78 | 2.76±0.85 | 0.000*** | 0.63 |
| | 肢体配合能力 | 30.74±8.79 | 28.98±9.53 | 0.138 | 0.19 |
| | 感知判断能力 | 6.64±2.54 | 7.42±2.78 | 0.024* | −0.29 |
| 总分 | | 62.87±11.45 | 61.17±12.41 | 0.271 | 0.14 |

注：$X_1$=提踵直线走，$X_2$=脚跟直线走，$X_3$=单脚站立，$X_4$=闭目原地踏步，$X_5$=节奏感应性，$X_6$=顺序再现，$X_7$=快慢再现，$X_8$=强弱再现，$X_9$=曲线走，$X_{10}$=反复侧滑步，$X_{11}$=原地转圈变向走，$X_{12}$=定向踢球，$X_{13}$=单腿坐位体前屈左，$X_{14}$=单腿坐位体前屈右，$X_{15}$=肩部拉伸触碰左，$X_{16}$=肩部拉伸触碰右，$X_{17}$=跳方格，$X_{18}$=踢腿冲拳，$X_{19}$=手反应时，$X_{20}$=足反应时。

*$p<0.05$。

**$p<0.01$。

***$p<0.001$。

具体对各构成要素的指标进行性别差异分析可知，在平衡能力要素 4 个指标（图 6-2）中 $X_4$（闭目原地踏步）的成绩男童高于女童，但不存在显著性；其余 3 个指标女童均高于男童，只在 $X_3$（单脚站立）中存在显著性差异（$p<0.01$）并对应小到中等的效果量（$d=0.43$）。这说明在平衡能力中，女童的静态平衡能力高

于男童，动态平衡能力发展较为均衡，虽然平均值女童高于男童，但没有出现显著的性别差异。

节奏能力 4 个指标的性别差异如图 6-3 所示，可以得知女童在节奏能力各指标中的得分均高于男童，但节奏能力 4 个指标均不存在显著性差异（表 6-1）。因此，在 4 岁组（4.0～4.9 岁）幼儿中，节奏的感知与再现方面不存在显著的性别差异。

在空间定向能力构成要素（图 6-4）中，$X_{12}$（定向踢球）的成绩男童高于女童并存在显著性差异（$p<0.05$），对应存在较小的效果量（$d=0.28$）。产生差异的原因可能源于男童更喜欢球类等控制性技能的活动。平时的运动经验对成绩具有间接的影响，但效果量较小。其余 3 个指标——曲线走、反复侧滑步、原地转圈变向走女童得分高于男童，但经显著性检验不存在显著的性别差异。

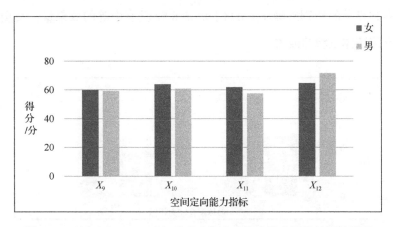

图 6-4　4 岁组（4.0～4.9 岁）幼儿空间定向能力综合评价性别差异图

在肢体活动范围各构成要素（图 6-5）中，女童的得分均高于男童，并且存在左、右腿（$X_{13}$、$X_{14}$）和左臂（$X_{15}$）的显著性差异（$p<0.05$），对应小到中等的效果量（$d=0.34$，0.33），说明女童在肢体的柔韧性方面要高于男童。

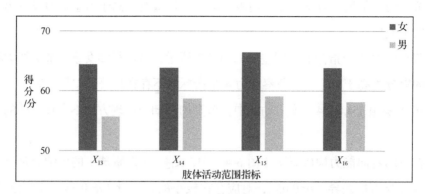

图6-5　4岁组（4.0～4.9岁）幼儿肢体活动范围综合评价性别差异图

肢体配合能力反映了幼儿肢体的协同配合能力，在幼儿基本协调能力中占有比较重要的地位。由图6-6可知，2个指标女童得分高于男童，经检验，$X_{17}$（跳方格）存在显著的性别差异（$p<0.001$），$d=0.52$具有中等的效果量，女童表现出更好的支配肢体运动的能力。

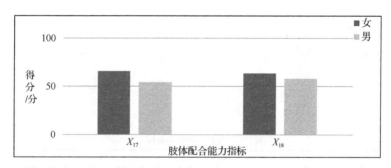

图6-6　4岁组（4.0～4.9岁）幼儿肢体配合能力综合评价性别差异图

感知判断能力主要评价了幼儿的简单反应能力，主要由眼—手、眼—脚的反应时来判断。由图6-7可知，男童的$X_{19}$（手反应时）、$X_{20}$（足反应时）高于女童。经检验，在手反应时成绩中存在显著性差异（$p<0.05$，$d=0.34$），足反应时性别差异不显著。

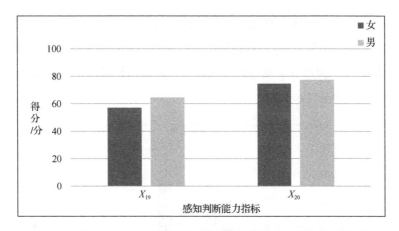

图 6-7　4 岁组（4.0～4.9 岁）幼儿感知判断能力综合评价性别差异图

## 二、5 岁组（5.0～5.9 岁）幼儿基本协调能力发展水平分析

从 5 岁组（5.0～5.9 岁）幼儿基本协调能力综合评价性别差异结果（图 6-8）来看，女童总分高于男童但不存在显著性差异（$p$=0.271）。在构成要素指标中，感知判断能力（$p<0.05$，$d$=0.29）和空间定向能力男童高于女童（$p>0.05$）；其余指标均低于女童，女童在平衡能力、节奏能力和肢体活动范围要素中均高于男童；在肢体活动范围要素中存在显著性差异（$p<0.001$，$d$=0.63），显示女童的肢体柔韧性高于男童，而男童的反应能力优于女童。

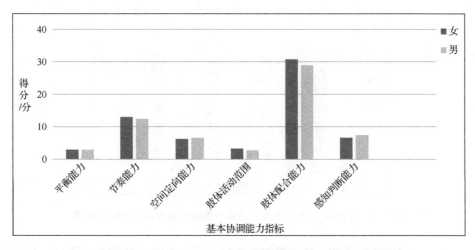

图 6-8　5 岁组（5.0～5.9 岁）幼儿基本协调能力综合评价性别差异图

对各构成要素的指标分别进行性别差异分析,平衡能力构成要素结果如图 6-9 所示,$X_1$(提踵直线走)、$X_2$(脚跟直线走)、$X_4$(闭目原地踏步)3 个指标男童高于女童,而 $X_3$(单脚站立)女童优于男童,但经显著性检验,得出 4 个指标均不存在显著的性别差异($p>0.05$)。

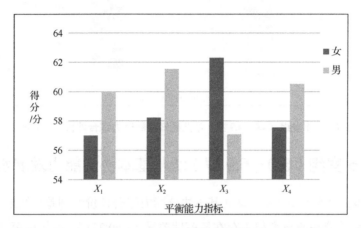

**图 6-9  5 岁组(5.0~5.9 岁)幼儿平衡能力综合评价性别差异图**

在节奏能力构成要素(图 6-10)中,女童得分均高于男童,在 $X_6$(顺序再现)中存在显著性差异($p<0.05$)并存在较小的效果($d=0.26$),显示女童在节奏感知与再现方面高于男童但性别差异不显著。

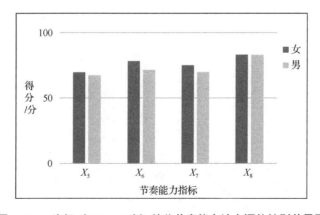

**图 6-10  5 岁组(5.0~5.9 岁)幼儿节奏能力综合评价性别差异图**

空间定向能力要素的评价结果如图 6-11 所示。由图 6-11 可知,男童的 4 个指标均高于女童，对其进行均值的差异性检验后显示（表 6-2），男女不存在显著性差异（$p>0.05$）。因此，男童的空间定向能力均值虽高于女童但性别差异不显著。

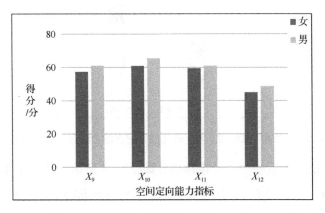

**图 6-11　5 岁组（5.0～5.9 岁）幼儿空间定向能力综合评价性别差异图**

　　5 岁组（5.0～5.9 岁）幼儿的肢体活动范围要素各构成指标评价结果如图 6-12 所示，女童均高于男童，并且在 $X_{13}$（单腿坐位体前屈左）、$X_{14}$（单腿坐位体前屈右）中存在显著性差异（$p<0.001$），分别对应中等效果量（$d=0.67$，$d=0.65$），显示女童在柔韧性方面的发展优势。

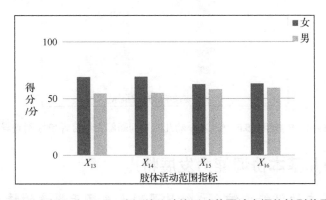

**图 6-12　5 岁组（5.0～5.9 岁）幼儿肢体活动范围综合评价性别差异图**

　　肢体配合能力要素在大班幼儿中的成绩表现如图 6-13 所示，2 个指标成绩均值女童高于男童，但不存在显著性差异（$p>0.05$）。男女童肢体配合能力的发展水平没有表现出明显的性别差异。

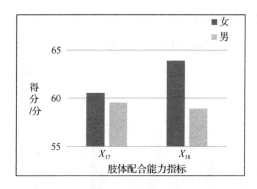

图 6-13　5 岁组（5.0～5.9 岁）幼儿肢体配合能力综合评价性别差异图

感知判断能力要素中的 2 个指标得分如图 6-14 所示，显示男童高于女童。经检验，得出 $X_{20}$（足反应时）具有显著的差异性（$p<0.05$）并存在较小的效果量（$d=0.29$），显示男童的足反应速度高于女童，但 $X_{19}$（手反应时）不存在显著的性别差异（$p>0.05$）。

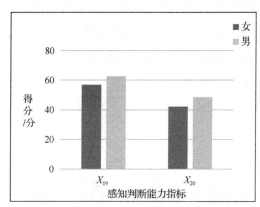

图 6-14　5 岁组（5.0～5.9 岁）幼儿感知判断能力综合评价性别差异图

# 三、幼儿基本协调能力发展特点

（一）基本协调能力综合成绩均呈现女童高于男童的特点，幼儿晚期不存在显著的性别差异

通过对幼儿基本协调能力各构成要素的分析，各年龄组幼儿的综合成绩均呈现出女童高于男童的趋势。4 岁组（4.0～4.9 岁）的性别差异达到显著性水平，5 岁组（5.0～5.9 岁）的性别差异不显著。基本协调能力整体表现出女童优于男童的特点。

在构成要素中，各年龄段女童的肢体活动范围显著高于男童，这说明女童的柔韧性高于男童。已有研究也证明女童在 3～6 岁的柔韧性高于男童[1][2]，这与肌肉韧带的性别差异有关，也与女童参与了更多的舞蹈类活动有关。在肢体配合能力中，4岁组（4.0～4.9 岁）女童表现出显著高于男童的成绩；5 岁组（5.0～5.9 岁）女童成绩均值虽然高于男童但不存在显著性差异，说明女童的肢体配合动作发展早于男童，随着年龄的增长，男童的发展速度增快，到幼儿晚期（5.0～5.9 岁）男女童成绩增长的同时，虽然女童成绩仍高于男童但已不存在显著的性别差异。张云认为，5～6 岁为幼儿上下肢体协调的快速发展期[3]，这也说明了男童在这一指标中得到了更快的增长。在感知判断能力中，各年龄段男童成绩优于女童并在 5 岁组（5.0～5.9 岁）表现出显著性，感知—判断能力的表现反映了在幼儿期手—眼协调、手—足协调及反应的灵活性等方面存在性别差异。在空间定向能力指标中，男童也表现出高于女童的特点但不存在显著性差异，这主要与幼儿适应环境的能力有关，需要判断环境、位置并及时做出判断调整动作；显示了男童在这一方面稍优于女童。女童的平衡能力和节奏能力均高于男童。已有研究表明，男童在 5 岁、女童在 4～7 岁时稳定性技能处于发展的敏感期，并且在儿童早期的发展中女童的平衡能力和节奏性技能优于男童[4]，在对 7～12 岁儿童的研究中，平衡能力和节奏能力作为影响协调能力的重要因素，依然是女童要高于男童[5]，这为本书结果提供了一定的支持。

幼儿期基本协调能力各要素迅速发展，与先天的生理成熟与后天的运动经验有着密切的关系。男女幼儿在发育过程中的差异决定了基本协调能力发展过程中某些要素会表现出不同的发展速度，总体水平为女童高于男童，并有研究认为，在 8 岁之后基本运动技能表现出显著的性别差异，女童逐渐开始弱于男童。

① 韩萍，蒲石. 2005 年陕西省幼儿身体素质状况的研究[J]. 陕西师范大学学报（哲学社会科学版），2007，36（S2）：304-306.

② 叶新新，陈品. 我国海岛地区 3～6 岁幼儿的体质研究[J]. 北京体育大学学报，2004，27（1）：80-82.

③ 张云. 3～6 岁儿童动作协调能力测试方法与发展特征问题的探讨[J]. 西安体育学院学报，2010，27（5）：603-606，626.

④ 刁玉翠. 3～10 岁儿童基本运动技能发展与教育促进研究[D]. 上海：华东师范大学，2018.

⑤ 潘泰陶，吕东江. 7～12 岁儿童动作协调能力测试结果的分析研究[J]. 西安体育学院学报，2001（4）：41-43.

**（二）基本协调能力构成要素各指标男女发展存在非同步性，部分指标存在性别差异**

幼儿基本协调能力综合发展女童要高于男童，但各单项指标在各年龄段的性别之间存在不同的发展进度，主要表现为女童在平衡能力、节奏能力、肢体活动范围、肢体配合能力等指标中高于男童；男童在感知判断能力和空间定向能力（大班 5.0~5.9 岁）指标中高于女童。平衡能力要素的单脚站立指标表现为中大班女童高于男童并于中班存在性别差异，说明女童的静态平衡能力在 4.0~5.9 岁高于男童；闭目原地踏步展示的是动态平衡能力，在 4.0~5.9 岁时男童要高于女童，并且其他 2 个反映动态平衡能力的指标随着年龄的增长由女童领先转为男童高于女童。与已有研究中的女童掌握单脚站立等静态平衡能力高于男童的结果一致[1][2]，也符合 4~8 岁男女童的单脚站立存在显著的性别差异的研究结果。女童的节奏能力、肢体活动范围和肢体配合能力各指标均优于男童，与前人的研究一致。这与女童的生理特征有关，也与运动经验有着密切的联系。这几个指标在女童参与的舞蹈类动作中有涉及，也是女童高于男童的潜在因素之一。男童的感知判断能力高于女童，显示了更好的反应能力和手眼、手足的协调性，与生理特征和心理特征有关系，并且在测试中动作的掌握与学习接受能力快慢有关。男童的空间定向能力各指标高于女童，曲线走、反复侧滑步、原地转圈变向走、定向踢球等指标反映了男童在辨别方向、定位、快速改变方向等方面发展较好，也说明前庭器官的稳定性较好。定向踢球同时也是操作性技能。研究证明，操作性技能的敏感期发生于 4 岁后，并且女童一直落后于男童，与男童在球类项目中有更多的运动经验也有关系。

# 四、幼儿基本协调能力发展建议

## （一）关注发展的整体性和个体差异

幼儿基本协调能力的发展是整体性的，要关注各构成要素的现实水平，使其

---

① 余友林，张建国. 3~6 岁幼儿静态直立平衡能力特征探讨[J]. 中国运动医学杂志，2009，28（2）：150.

② 付丽敏，崔景辉，冯巨涛. 性别与年龄对儿童静态平衡功能影响的定量对比分析[J]. 中国康复医学杂志，2010，25（3）：251-254.

相互渗透和整合，协同促进基本协调能力发展。4～6岁幼儿基本协调能力的整体水平表现为女童优于男童，各构成要素中也表现出性别差异。例如，女童在节奏能力、肢体活动范围、肢体配合等方面发展较快，而男童则在感知判断能力和空间定向能力等方面发展较快。因此，既要看到幼儿发展进程的相似性，又要对其发展速度的非同步性重点关注，引导其在自己原有水平基础上发展。在幼儿活动中，应准确把握基本协调能力发展的整体性和性别差异性特征；依据幼儿期动作发展特点创造条件，关注差异，通过多种形式使幼儿基本协调能力得到适宜的发展。

（二）重视学习品质培养和积极情绪体验

关注幼儿基本协调能力培养、提高运动能力的最终目的是促进幼儿健康并养成终生的健康习惯。因此，不能简单、机械地以练习某些动作为目标，更不应强调练习数量；活动安排要关注积极的学习态度、健康习惯的培养，以游戏和日常活动形式为主，借助各种自然、人工环境创设丰富的情境，通过直接感知、积极体验获取关于动作和健康知识的经验，在潜移默化中促进良好行为习惯的形成。

# 第二节　基本协调能力在幼儿体育活动中的启示

## 一、教学活动中的思考

### （一）开发策略：吸引幼儿主动参与

基本协调能力对幼儿基本动作技能的学习和活动参与水平具有直接的影响，在幼儿动作和基本协调能力发展的关键期进行全面的练习，将会使其在未来的生活和学习中更自信。要使幼儿更积极地参与活动，需要教师依据幼儿的特点潜心研究，并设计有吸引力的游戏活动，使幼儿乐于参与。

游戏是幼儿的"心理维生素"和主要学习方式，是幼儿期最重要的内容。教师在课程的开发中要根据目标以基本动作技能为动作元素，并结合基本协调能力的构成要素，设计幼儿喜闻乐见的游戏情节和主动探索环节，提供有质量的活动策略，提高幼儿的成功体验和有效参与度。

游戏的设计和练习要以一定的原则为前提。首先是教师主导原则，这一原则强调教师对活动的引导和把握，保证活动的顺利进行；但在游戏过程中则以幼儿为主体，少指导多观察，以正面鼓励为主并促进形成成功经验。其次是教育性原则，在完成基本技能目标的同时融入教育元素，使德、智、体融为一体，体现"做中学"的理念。再次是娱乐与锻炼一体化原则，以娱乐为手段增加参与兴趣，以锻炼为目的提高每日活动量。最后是安全性原则，游戏的竞争性特点及幼儿在游戏中的情绪波动会增加过程的不确定性。因此，教师在设计和安排游戏时要对器材、场地、装备、细节进行全面的把握，并在实施过程中密切观察，防患于未然。

提高基本协调能力最有效的方法是练习和运用，因此教师应注意运用各种基本动作技能、舞蹈、音乐、个人和团体活动及合作游戏。幼儿不需要参与高度复杂的运动或游戏，而是应在非常简单和基础的层面上学习，不需要高度的竞争和组织，设计的活动应该与幼儿的能力相适应，而不是让幼儿适应游戏或活动。内容可以简单并利于幼儿成功，练习时应将重点放在活动的尝试上，而不是关注动作准确性，降低对动作准确性的关注并增加激励因素。在计划活动时还要注意练习的循序渐进，主要措施包括减少游戏区域、使用更大的设备、改变规则、缩短活动持续时间等。总之，幼儿需要练习动作技能的机会，通过简单的活动提高协调能力并获得长期的技能，教师要综合设计更多的组织简单、有吸引力的探索性活动。在设计、组织幼儿活动中以幼儿身心发展规律为依据，以发展基本协调能力为手段，以基本动作技能为内容，融入全人教育理念，最大限度地挖掘体育活动的游戏本源。

## （二）提高认识：塑造教师的体育素养

在形成幼儿积极的运动体验中教师的关键作用不可忽视，只有教师会教、乐教、善教，幼儿才能学会、学好、学乐。幼儿教育工作者在支持和鼓励幼儿积极的生活方式方面具有独特的地位[①]。《美国学龄前儿童指南》明确规定：照护者和家长负责学龄前儿童的健康，要了解身体活动的重要性，并通过提供结构性和非

① EASTMAN W. Active living: Physical activities for infants, toddlers, and preschoolers[J]. Early childhood education journal, 1997, 24(3): 161-164.

结构性的活动来提高运动技能。但研究发现教师很少用创造性的方法安排幼儿的体育活动，体育知识和技能水平整体较低且对体育价值的认识及热情度不高[①]，直接影响了幼儿每日的活动质量。因此，提高幼儿的活动质量和水平至关重要，教师要重视自身的认识水平和体育素养，成为幼儿积极运动的典范。

体育素养不仅仅是一个元素，更是一种理念，是人类身体、心理和社会方面的体现，它以一种综合的涵盖精神和身体的方式来解释、促进及维持人类的基本功能——运动[②]，并体现为积极、健康的生活方式。幼儿教师的体育素养主要表现在知识、技能和态度方面，通过对幼儿体育活动的指导，帮助他们获得基本动作技能，并逐步引导其形成健康的生活方式。对幼儿的教育是一个不断发展、持续的工作过程，教师的体育素养需要从运动知识、运动能力、教学能力、体育行为、健康意识等方面全面考虑。我国幼儿教师普遍存在运动经历、经验不足，要想从根本上改变教师的观念，使教师理解体育活动对幼儿的价值，还需要长期参与体育。因此，幼儿教师需要在更新观念的前提下理解、实践幼儿体育知识与技能，补齐短板，积极提高自身的体育素养。幼儿园要明确教师在幼儿健康发展领域的职责与目标，定期培训和扩充教师技能，不断优化教师知识体系，采取可操作性的措施提高幼儿体育教育质量。

### （三）优化环境：营造积极的活动氛围

环境具有塑造和改变人的功能，影响着人的认知、态度及行为。对于幼儿基本协调能力的提升，要积极地创造可能的环境，营造积极的活动氛围。结合Bernstein 的层次模型，其第三层次主要指出了个体如何在周围环境中执行一个具有目标导向的动作，这一层次是基于不同的感官源及已有经验感知和使用外部空间环境的能力，具有较大的灵活性。外部环境是幼儿试图学习的直接环境，包括设施设备、器材及对行为的设置，如班级人数及对活动内容的接受程度等。环境是幼儿进行活动的一切外部因素的总和，在组织活动中认识到幼儿学习的生态环境对动作技能学习的关键作用很重要，对幼儿参与活动的兴趣、动机及心理具有

---

① 崔国廷. 幼儿教师体育素养研究[D]. 南京：南京师范大学，2015.

② CHEN A. Operationalizing physical literacy for learners: Embodying the motivation to move[J]. Journal of sport and health science, 2015, 4(2): 125-131, 216.

潜在影响，教师应全方位设计并合理安排活动任务，通过隐性设置营造积极的活动氛围。

首先是营造潜在环境，即物质环境，包括幼儿活动的自然环境、情感环境、信息环境等。幼儿机构及家庭、社区首先应积极适应当地气候环境，使其最大化服务于幼儿活动，引导幼儿在自然环境中活动。其次通过创造积极的活动氛围建立情感环境，教师的鼓励与期望将激发幼儿活动兴趣。最后还要提供信息环境，适时进行运动和健康的宣传教育、转播实时体育动态，对激发幼儿活动参与兴趣、积极融入并保持持续的精神状态具有潜在的推动作用。物质环境是保证幼儿进行活动的基础，在幼儿活动中应确保物质环境的充足、适宜，选择器材设备的形状、质地、颜色符合不同年龄的生理需求和心理需求，保持一定的吸引力。精神环境则是引导幼儿持续活动的保障。在发展基本协调能力的活动设计时，要善于激发良好的师幼关系和活动氛围，形成和谐愉悦的精神环境，有利于幼儿参与的积极性和潜力的发挥，提高基本协调能力的练习效果。因此，在结构和非结构的活动中一是要不断地开发安全、和谐、生态的能够体现自由体验、自主探索的活动环境，让幼儿在良好的活动氛围中游戏、体验成功，提高基本协调能力，为积极的体育人生奠定良好的体验和动作基础。二是提供活动环境，为幼儿体育活动提供多种机会，包括不同季节的室内、户外、水上和雪上及冰上活动。幼儿期需要参与多样化的活动，追求积极的生活方式，幼儿必须有信心和能力参与所有季节的运动，进而能敏锐地感知并"阅读"环境，预测可能的状况并做出积极的反应。因此，我们应积极地创造各种活动参与机会，使幼儿体验多种体育活动。

（四）掌握规律：把握动作学习过程

依据 Bernstein 的运动技能学习规律，动作技能的学习是对多余自由度的掌握和控制过程，并把这一过程分成 2 个阶段。教师在幼儿的动作学习中应把握这一规律，理解在学习初期关节和身体的"刚性"，积极引导，把动作学习看成一系列动态、可控的系统，分阶段、有次序地进行，并在学习后期有效地利用环境等被动力的作用，使动作更经济。兴趣是学习的内在动力，是认识世界、掌握知识过程中的一种积极情绪，是更有效地获取新知识、提高新技能的基本条件。在幼儿活动中需要通过丰富的任务激发他们的能力、兴趣等。需要创造条件，引发幼儿活动兴趣并激发其参与动机，幼儿体验的是激发他们能力和兴趣的任务，以及发展和维持活动动机的自我调节策略。通过拓宽各种可能，激发幼儿活动参与兴趣能够使其持续保持浓厚的兴趣和积极性，从而达到意想不到的效果，更加优化了活动效果。秉持这一原则要遵守实时性、差异性、发展性、可变性原则，通过拓宽多种可能，如创设情境、设置悬念、游戏化等方法，调动幼儿参与活动的兴趣，进而激发其学习动机。善于鼓励与表扬、激发并诱导幼儿，鼓励幼儿通过游戏与父母互动，用兴趣激发幼儿参与活动的动机，使其产生参与、求知的强烈愿望，进而感受快乐、体验成功，这是推动幼儿学习新技能的最佳境界。

## 二、评价活动中的建议

### （一）随堂评价：与课堂教学活动结合

对幼儿基本协调能力的评价应结合幼儿园的每日活动及教师的课程安排融入教学活动中，以随堂评价的形式进行。以课堂教学的形式把测试内容设计成游戏，营造幼儿乐于参与的游戏氛围，在幼儿主动参与的自然状态下完成评价，降低幼儿在传统集中式单一、紧张的评价过程中的心理压力。对幼儿基本协调能力的评价与教学过程具有同等重要的价值，因此应把评价贯穿教学环节中，使其成为活动的组成部分且持续于整个教学过程中；还应注意评价不是主要目的，应淡化评价的性质与过程，提升幼儿在评价过程中活动兴趣的激发和基本技能经验的储备，以评价为手段构建生活化和游戏化的幼儿活动体系。

高质量的评价活动设计是一个创作过程，成功的评价活动计划能够把握幼儿的思想和行为，使其乐于参与、积极参与并期待下一次的参与。评价活动的设计要求教师遵循灵活性、流畅性、独创性的原则，使游戏活动能随着条件的变化而灵活调整，并具有独特的、新颖的解决不同方案的能力。

在教学评价过程中，不仅要通过日常观察和每日活动记录汇总幼儿的基本协调能力数据，还要密切观察幼儿的学习状态和在活动中的反应，依据幼儿的参与程度做出适时的调整，包括幼儿的主动性与表现的情绪状态等；要综合记录评价过程中的信息，以便在调整计划、设计过程中把握幼儿需求及提高教学评价质量。因此，评价还是一个过程性教学，需要长期追踪幼儿的发展过程，不能急于求成。

（二）资源整合：减少幼儿的心理压力和等待时间

在设计评价的游戏活动时，要尽量调用可用人力、物力、场地资源，运用多组轮换、循环等练习方式减少等待时间，有效地维持幼儿参与活动的兴趣，提高活动参与率和时间利用率。

教师应通过多种方式激励幼儿参与的积极性，适当地激发幼儿间的互动交流，把评价作为幼儿展示技能、水平和个性的机会，结合生活情境和游戏的评价活动以对其进行情感、态度和社会适应培养。另外，教师还应激励幼儿活动参与的信心，使其提高自我认知能力，融评价于活动中还有利于转移评价的"紧张感""应试性"所带来的心理压力。

（三）多措并举：定性与定量评价、纵向与横向评价结合

在评定过程中，不能把考核成绩作为唯一、绝对的标准，还应与活动中的表现、评价中个体的状态联系起来，把个体成绩进行纵向评价并与群体进行横向比较，采用多元化评价方式对基本协调能力进行综合评定。主要进行以教师为主体的发展性评价，并重视幼儿的自我评价，运用语言的刺激作用，采用激励、引导、互动的形式，激活幼儿"活动主体"的意识，提升其参与活动的积极性。

对评价结果进行辩证的分析，不易将结果作为评判幼儿基本协调能力的终结性认定，更不应将结果与幼儿体质或能力的好坏相联系。评价的目的是了解幼儿的现实发展水平及个体差异，是对幼儿阶段性和整体共性发展特点与信息的整体把握、对课程设置与实施中问题与不足的识别，以便不断地改进和完善活动设置，在促进幼儿基本协调能力发展过程中更具有针对性，体现"评价促发展"的重要意义。

## 三、评价体系不足与展望

### （一）深入研究幼儿基本协调能力的结构要素

本书在协调能力相关理论研究的基础上结合定性与定量方法初步构建并验证了幼儿基本协调能力的结构模型，但由于协调能力影响因素的综合性、复杂性，在概念的理论界定及影响因素等方面还没有一致的认定。因此，在对幼儿基本协

调能力的概念、结构要素等方面的研究难免存在缺陷与不足，需要在后续的研究中进行更深入的分析与检验。

### （二）提高评价指标的简洁性和易操作性

由于首次对幼儿基本协调能力评价指标进行定性分析，在选择评价指标时力求尽量全面，所以本书的指标数较多。考虑到指标的简洁性和易操作性，建议后续研究继续对指标进行分析验证，选择最具代表性、影响最强的指标，以使评价体系更实用。

### （三）扩大样本、开发基本协调能力评价软件和发展策略

由于时间、经费、资源等的限制，本书以山东省作为抽样地区，样本的选择主要为城区幼儿园的幼儿，未能对城乡间幼儿的基本协调能力差异进行分析。生活方式、地域的差异等可能影响幼儿基本协调能力，并且样本未包含 3.0~3.9 岁阶段的幼儿，对 4.0~5.9 岁幼儿只进行了横向分析。因此，建议在以后进行深入研究时首先要增加抽样地区、扩大样本量，分别对不同地域、年龄段的幼儿进行调查；其次，开发利于家园共享的幼儿基本协调能力评价软件和幼儿基本协调能力发展策略，对幼儿基本协调能力进行纵向追踪以准确把握发展的阶段和特征，及时通过反馈为家长、教师提供相关信息和练习策略。

# 参 考 文 献

[1] 曼弗里德·葛欧瑟. 运动训练学[M]. 田麦久, 译. 北京: 北京体育学院教务处, 1983.

[2] 过家兴. 运动训练学[M]. 北京: 北京体育学院出版社, 1986.

[3] B H 普拉托诺夫. 运动训练的理论与方法[M]. 陆绍中, 张人民, 唐礼, 等译. 武汉: 武汉体育学院, 1984.

[4] A J 哈罗, E J 辛普森. 教育目标分类学——第三分册 动作技能领域[M]. 施良方, 译. 上海: 华东师范大学出版社, 1989.

[5] 白爱宝. 幼儿发展评价手册[M]. 北京: 教育科学出版社, 1999.

[6] 菲利斯·卫卡特. 动作教学——幼儿核心的动作经验[M]. 林翠湄, 译. 南京: 南京师范大学出版社, 2006.

[7] 董奇, 淘沙. 动作与发展心理[M]. 北京: 北京师范大学出版社, 2004.

[8] 朱智贤. 儿童心理学（下）[M]. 北京: 人民教育出版社, 1963.

[9] 吴明隆. 结构方程模型——AMOS 的操作与应用[M]. 2 版. 重庆: 重庆大学出版社, 2010.

[10] 徐本力. 运动训练学[M]. 北京: 人民体育出版社, 1999.

[11] 杨锡让. 实用运动生理学[M]. 北京: 北京体育大学出版社, 2003.

[12] 刘丹. 足球体能训练[M]. 北京: 北京体育大学出版社, 2006.

[13] 李诚志. 教练员训练指南[M]. 北京: 人民体育出版社, 1992.

[14] 郑吾真. 竞技体操训练学[M]. 北京: 北京体育大学出版社, 1990.

[15] 南仲喜, 王林. 身体素质训练指导全书［M］. 北京: 北京体育大学出版社, 2003.

[16] 弗拉基米尔·尼古拉耶维奇·普拉托诺夫. 奥林匹克运动员训练的理论与方法[M]. 黄签名, 张江南, 郭鹏程, 等编译. 天津: 天津大学出版社, 2014.

[17] 胡亦海. 竞技运动训练理论与方法[M]. 武汉: 湖北人民出版社, 2005.

[18] 田麦久. 论运动训练计划[M]. 北京: 北京体育大学出版社, 1999.

[19] 钟添发, 田麦久, 王路德. 运动员竞技能力模型与选材标准[M]. 北京: 人民体育出版社, 1994.

[20] 拉尔夫·泰勒. 课程与教学的基本原理[M]. 施良方, 译. 北京: 人民教育出版社, 1994.

[21] 翟葆奎. 教育学文集–教育评价[M]. 北京: 人民教育出版社, 1989.

[22] 施良方, 崔允漷. 教学理论: 课堂教学的原理、策略与研究[M]. 上海: 华东师范大学出版社, 1999.

[23] FOLIO M R, FEWELL R R. Peabody 运动发育量表（上）[M]. 2 版. 李明, 黄真, 译. 北京: 北京大学医学出版社, 2006.

[24] 王甦. 普通心理学和实验心理学研究[M]. 成都: 四川科学技术出版社, 1991.

[25] PAYNE G, 耿培新, 梁国立, 等. 人类动作发展概论[M]. 北京: 人民教育出版社, 2008.

[26] 初立光. 对动作"协调性"实质的分析[J]. 河北体育学院学报，2004，18（2）：81-82.

[27] 李卓，席宇诚，黄真. PDMS-2 运动发育量表与 Gesell 儿童发育量表一致性研究[J]. 中国康复医学杂志，2008，23（12）：1071-1073.

[28] 杨红，史惟，王素娟，等. Peabody 运动发育量表在婴幼儿评估中的信度和效度研究[J]. 中国儿童保健杂志，2010，18（2）：121-123.

[29] 李静，梁国力. 大肌肉群发展测试（TGMD-2）研究[J]. 中国体育科技，2005，41（2）：107-109，114.

[30] 李静，马红霞. 儿童动作发展测试（TGMD-2）信度和效度的研究[J]. 体育学刊，2007，14（3）：37-40.

[31] 宁科，沈信生，邵晓军. 3～6 岁幼儿移动性动作发展与感知身体能力关系的实证研究[J]. 北京体育大学学报，2016，39（12）：74-81.

[32] 刁玉翠，董翠香，李静. 大肌肉动作发展测验上海市常模的建立[J]. 中国体育科技，2018，54（2）：98-104.

[33] 崔冬雪，王建华，邹广楠，等. 3～6 岁幼儿动作协调能力评价指标的研制[J]. 石家庄学院学报，2016，18（3）：97-105.

[34] 王建华，崔冬雪，杨雅清，等. 3～6 岁幼儿动作协调能力评价标准的研制[J]. 南京体育学院学报（自然科学版），2016，15（2）：24-30.

[35] 张云. 3～6 岁儿童动作协调能力测试方法与发展特征问题的探讨[J]. 西安体育学院学报，2010，27（5）：603-606，626.

[36] 侯斌，于新. 对儿童少年下肢活动协调能力的动态研究[J]. 华中师范大学学报（自然科学版），2003，37（4）：580-582，594.

[37] 代新. 婴幼儿时期运动经历与儿童动作协调能力发展的相关性研究[D]. 长沙：湖南师范大学，2014.

[38] 王兴泽，黄永飞，谢东北，等. 动作发展序列理论及体育教学案例分析[J]. 北京体育大学学报，2014，37（3）：98-106.

[39] 张莹. 动作发展视角下的幼儿体育活动内容实证研究[J]. 北京体育大学学报，2012，35（3）：133-140，145.

[40] 周兴生，周毅，刘亚举. 构建 3～6 岁儿童动作教育中核心动作经验内容体系的研究[J]. 广州体育学院学报，2016，36（3）：113-116.

[41] 吴升扣，姜桂萍，刘威彤，等. 韵律性身体活动促进 3～6 岁感觉统合失调幼儿粗大动作发展水平的实证研究[J]. 天津体育学院学报，2015，30（4）：317-320，363.

[42] 文蕊香，姜桂萍，赵盼超，等. 3～6 岁幼儿粗大动作发展特征研究[J]. 中国儿童保健杂志，2021，29（10）：1072-1076.

[43] 杨硕，李亚梦，付若凡，等. 3～6 岁幼儿粗大动作与执行功能发展特点及关系研究[J]. 中国体育科技，2022，58（3）：1-8.

[44] 陈向阳，张艳玲. 动态系统理论研究进展[J]. 社会心理科学，2007（Z3）：30-34.

[45] 郭晓霄. 运用体操教学发展7～12岁儿童动作协调能力的实验研究[J]. 西安体育学院学报，1997，14（3）：36-41.

[46] 曹莉，孙晋海. 论运动员的竞技协调能力及其结构[J]. 中国体育科技，1997，33（11-12）：84-85.

[47] 许崇高，权德庆，严波涛，等. 对儿童动作协调能力发展研究的前瞻与构想[J]. 体育科学，1998（3）：93-94.

[48] 许崇高，严波涛. 儿童动作协调能力发展问题研究的理论进展[J]. 西安体育学院学报，1999，16（1）：7.

[49] 吴鸿春，范安辉. 对运动协调能力的探讨[J]. 西南师范大学学报（哲学社会科学版），1995（2）：118-119.

[50] 侯玉鹭，欧小健. 关于运动协调能力若干问题的思考[J]. 山东体育学院学报，1996，12（1）：24-29.

[51] 田麦久. 运动训练方法讲座·第六讲：协调能力的训练方法[J]. 中国学校体育，1993（2）：45-46.

[52] 李景莉，郭修金. 运动协调相关概念、特征及其分类的理论分析[J]. 上海体育学院学报，2003，27（6）：29-32.

[53] 许崇高. 动作协调能力结构、层次与分类模式研究——兼论动作协调能力发展的非线性动力观[J]. 西安体育学院学报，1999，16（4）：35-38，66.

[54] 毛伟民，陈雪梅. 浅析身体协调性在运动中的作用[J]. 聊城大学学报（自然科学版），2006，19（4）：79-81.

[55] 邹煜，严波涛. 运动协调层次及属性研究[J]. 西安体育学院学报，2015，6（22）：54-57.

[56] 邹煜，高原. 对运动协调两侧性迁移的实验研究[J]. 山东体育学院学报，2009，25（3）：56-58.

[57] 赵明，殷国会. 论协调性对体操运动员的重要性及在选材中的测定方法[J]. 哈尔滨体育学院学报，2002，20（2）：97，99.

[58] 黄传兵，潘泰陶. 足球运动员协调能力的理论研究[J]. 西安体育学院学报，2007，27（4）：92-95.

[59] 吕东江，许崇高. 田径技术动作协调能力的特征及其分类模式的初步研究[J]. 西安体育学院学报，2000，17（4）：29-31.

[60] 杨磊，赵映辉. 篮球运动员协调能力理论分析[J]. 新乡学院学报（自然科学版），2011，28（2）：167-170.

[61] 李芳. 难美性项群协调能力的测评方法[J]. 体育成人教育学刊，2013，29（1）：74-76.

[62] 黄传兵，潘泰陶. 11～12岁男子足球运动员协调能力测试方法与测试指标的研究[J]. 北京体育大学学报，2007，30（2）：284-286.

[63] 王素娟，李惠，杨红，等. Peabody运动发育量表[J]. 中国康复理论与实践，2006，12（2）：181-182.

[64] 张红，朱小烽. 儿童发展性协调障碍与运动干预研究进展[J]. 中国全科医学，2016，19（33）：4142-4146.

[65] 花静，吴擢春，孟炜，等. 儿童发育协调障碍评估工具在我国应用效度的初步分析[J]. 中国儿童保健杂志，2010，18（7）：556-559.

[66] 严进洪. 反应时与动作速度精确度之关系[J]. 体育科学，2001，21（1）：66-68，78.

[67] 张柳，李红娟，王欢，等. 幼儿基本动作技能与身体素质的关联性[J]. 中国学校卫生，2020，41（4）：554-557.

[68] 马瑞，宋衍. 基本运动技能发展对儿童身体活动与健康的影响[J]. 体育科学，2017，37（4）：54-62.

[69] 李红娟，张一民，王荣辉，等. 儿童青少年身体素养指南核心条目[J]. 中国学校卫生，2021，42（11）：1698-1702.

[70] 颜亮，孙洪涛，张强峰，等. 多元与包容：身体素养理念的国际发展与启示[J]. 武汉体育学院学报，2021，55（8）：87-93.

[71] 张珂. 人体运动协调能力的理论诠释及其构成要素的实证研究[D]. 北京：北京体育大学，2010.

[72] 石燕. 在动作学习过程中对原地掷标枪动作协调特征的研究[D]. 西安：西安体育学院，2011.

[73] 金华. 学龄前儿童发育性协调障碍的研究[D]. 苏州：苏州大学，2015.

[74] 王然. 中国省域生态文明评价指标体系构建与实证研究[D]. 武汉：中国地质大学，2016.

[75] 谢源波. 协调能力对网球专项动作技术学习的影响研究：以武汉体育学院为例[D]. 武汉：武汉体育学院，2016.

[76] 万宇. 上海市初中生体育素质评价指标体系研究[D]. 上海：上海师范大学，2015.

[77] ANG CHEN. Operationalizing physical literacy for learners: Embodying the motivation to move[J]. Journal of sport and health science, 2015, 4(2): 125-131, 216.

[78] ANGULO-KINZLER R M, ULRICH B D. Control of load, timing, and goal in the development of walking[J]. Journal of sport & exercise psychology, 1997(19): 9.

[79] BERNSTEIN N A. The coordination and regulation of movements[M]. Oxford: Pergamon Press, 1967.

[80] BLAIR S N, KOHL H W, PAFFENBARGER R S, et al.. Physical fitness and all-cause mortality: A prospective study of healthy men and women[J]. JAMA, 1989, 262(17): 2395-2401.

[81] THOMPSON B. Exploratory and confirmatory factor analysis: Understanding concepts and applications[M]. Washington D C: American Psychological Association, 2004.

[82] BROWN T A. Confirmatory factor analysis for applied research[M]. New York: Guilford Press, 2006.

[83] BRUININKS R H, BRUININKS B O. Bruininks-Oseretsky test of motor proficiency[M]. 2nd ed. Minneapolis MN: NCS Pearson, 2005.

[84] CHARLES M J. Organizing adolescents(ce): A dynamic systems perspective on adolescene and adolescent psychotherapy[J]. Adolescent psychotherapy, 1997(21): 17-43.

[85] CHOW S M, HENDERSON S E. Interrater and test-retest reliability of the movement assessment battery for Chinese preschool children[J]. The American journal of occupational therapy, 2003, 57(5): 574-577.

[86] DIEM L. The important early years: Intelligence through movement experiences[M]. Reston, VA: American Alliance for Health, Physical Education Recreation, and Dance, 1991.

[87] DESTEFANO L. Bruininks-Oseretsky test of motor proficiency (BOT-2)[M]. New Jersey: John Wiley and Sons, 2008.

[88] DOLL W J, XIA W, TORKZADEH G A. Confirmatory factor analysis of the enduser computing satisfaction instrument[J]. MIS quarterly, 1984,18(4): 453-461.

[89] ESTEVAN I, MOLINA-GARCIA J, QUERALT A, et al.. Validity and reliability of the Spanish version of the test of gross motor development-3[J]. Journal of motor learning and devlopment, 2017, 5(1): 69-81.

[90] FOLIO M R, FEWELL R R. Peabody developmental motor scales and activity cards[M]. Allen: DLM Teaching Resources, 1983.

[91] FOLIO M R, FEWELL R R. Peabody developmental motor scales examiner's manual[M]. 2nd ed. Austin, TX: Pro-Ed, 2000.

[92] FRANKENBURG W K, DODDS J B. The denver developmental screening test[J]. J Pediatr, 1967, 71(2): 181-191.

[93] GUBBAY S S. The clumsy child: A study of developmental apraxic and agnosic ataxia[M]. Philiadelphia W. B. Saunders Company, 1975.

[94] GALLAHUE D. Understanding motor development in children[M]. New York: John Wiley and Sons, 1982.

[95] GIBSON J J. The senses considered as perceptual systems[M]. Boston, MA: Houghton Mifflflin. 1966.

[96] HENDERSON S E, SUGDEN D A. Movement assessment battery for children[M]. Kent, UK: The Tpsychological Corporation Builders, 1992.

[97] VILLAPLANA J. Developing balance in 10 & under tennis players[J]. ITF coaching and sport science review, 2016, 69(24): 16-18.

[98] JEAN C D. , DEBORAH K, KAY K, Review of the Bruininks-Oseretsky test of motor proficiency, second edition (BOT-2)[J]. Physical & occupational therapy in pediatrics, 2007, 27(4), 87-102.

[99] KADI C, ASHLEY G, KAYLIE M, et al.. Test items in the complete and short forms of the BOT-2 that contribute substantially to motor performance assessments in typically developing children 6-10 years of age[J]. Physical therapy faculty publications, 2014, 2(7): 31-43.

[100] KUGLER, P. N, KELSO, TURVEY M T. On the concept of coordinative structures as dissipative structures: I. Theoretical lines of convergence[J]. Advances in psychology, 1980(1): 3-47.

[101] MACCALLUM R C, BROWNE M W, SUGAWARA H M. Power analysis and determination of sample size for covariance structure modeling[J]. Psychological methods, 1996，1(2): 130-149.

[102] MOORE J B, REEVE T G, BOAN T. Reliability of the short form of the bruininks-oseretsky test of motor proficiency with five-year-old children[J]. Perceptual & motor skills, 2016, 62(1): 223-226.

[103] NEWELL K M, EMMERIK R E A V. The acquisition of coordination: Preliminary analysis of learning to write[J]. Human movement science, 1989, 8(1): 17-32.

[104] PALISANO R. Concurrent and predictive validities of the Bayley motor scale and the Peabody developmental motor scales[J]. Physical therapy, 1986(66): 1714-1719.

[105] PIAGET J, COOK T B M. The origins of intelligence in children[J]. American journal of psychiatry, 1952, 120(9): 934.

[106] STEPHEN M M, JASON T S. Youth sports and physical activity: The relationship between perceptions of childhood sport experience and adult exercise behavior[J]. Psychology of sport and exercise, 2017(33): 85-92.

[107] SCHMIDT L, WESTCOTT S, CROWE T. Interrater reliability of the gross motor scale of the Peabody developmental motor scales with 4-and 5-year-old children[J]. Pediatric physical therapy. 1993(5): 169-175.

[108] SEEFELDT V, HAUBENSTRICKER J. Patterns, phases, or stages: An analytical model for the study of development movement[M]. New York: John Wiley&Sons, Ltd. , 1982.

[109] SUSANNA M K, CHOW S E, HENDERSON A L, et al.. The movement assessment battery for children: A comparison of 4-year-old to 6-year-old children from Hong Kong and the United States[J]. The American journal of occupational therapy, 2001, 1(55): 55-61.

[110] TABATABAINIA M M, ZIVIANI J, MAAS F. Construct validity of the Bruininks-Oseretsky test of motor proficiency and the Peabody developmental motor scales[J]. Australian occupational therapy journal, 1995, 42(1): 3-13.

[111] ULRICH D A. Test of gross motor development[M]. 2nd ed. Austin, TX: Pro-Ed, 2000.

[112] VAN HARTINGSVELDT M J, CUP E H, OOSTENDORP R A. Reliability and validity of the fine motor scale of the Peabody developmental motor scales-2[J]. Occupational therapy international, 2005;12(1): 1-13.

[113] VOLKMAR F R. Encyclopedia of autism spectrum disorders [J]. Reference reviews, 2013, 22(6): 1.

[114] VALENTINI C N. Validity and reliability of the TGMD-2 for Brazilian children[J]. Journal of motor behavior, 2012, 44(4): 275-280.

[115] VALENTINI N C, ZANELL L W, WEBSTER E K. Test of gross motor development-third Edition: Establishing content and construct validity for Brazilian children[J]. Journal of motor learning and development, 2016, 5(1): 1-22.

[116] WEBSTER E K, ULRICH D A. Evaluation of the psychometric properties of the test of gross motor development[J]. 3rd ed. Journal of motor learning and development. 2017, 5(1): 45-58.

[117] WALL A E. Physically awkward children: A motor development perspective[M]. New York: Theory and Research in Learning Disabilities, 1982.

[118] YOSHIKAWA H, HSUEH J. Child development and public policy: Toward a dynamic systems perspective[J]. Child development, 2010, 72(6): 1887-1903.

# 附　录

## 附录 A　幼儿基本协调能力专家访谈提纲

### 一、幼儿体育等研究领域专家访谈提纲

1. 您认为幼儿的基本动作发展中需要重视协调能力吗？

2. 您认为幼儿协调能力属于哪个种类？是体能，还是技能？如果属于体能，是身体素质要素的一种吗？

3. 对幼儿协调能力分类可以从哪几个方面考虑？

4. 您认为幼儿协调能力主要包括哪些指标？

5. 您认为幼儿协调能力可以用基础协调能力表示吗？

6. 您认为需要对幼儿协调能力进行评价吗？

7. 对幼儿协调能力评价需要注意哪些方面？有什么原则？

8. 对幼儿协调能力评价怎样考虑其直接经验和间接经验？

### 二、幼儿园管理人员访谈提纲

1. 幼儿园每天的体育活动包括哪几部分？大约多长时间？是否有开设体育课？是否有专职体育教师？

2. 您认为幼儿园安排的体育活动能否满足每日的活动需求？提高幼儿活动兴趣和活动量的策略有哪些？

3. 对幼儿协调能力进行评估是否可行？您的意见和建议是什么？

4. 对幼儿协调能力评价最重要的部分是什么？评价中的困难是什么？

## 三、幼儿园一线教师访谈提纲

1. 跑、跳、投等基本动作技能在小、中、大班中各自的动作发展现状是什么？达到了什么水平？

2. 平衡能力、空间定向能力、节奏能力、感知判断能力、肢体配合能力、肢体活动范围等测试指标的可行性及难度如何？

# 附录 B  测试幼儿园基本信息

| 区域 | 地区 | 幼儿园名称 | 测试时间 |
|------|------|-----------|----------|
| 东部 | 日照 | 日照市市直机关幼儿园<br>曲阜师范大学附属实验学校幼儿园 | 2018 年 9 月 24—26 日 |
| | 临沂 | 好孩子幼儿园<br>群星幼儿园 | 2018 年 9 月 27—29 日 |
| | 潍坊 | 东方之子幼儿园<br>昌邑区实验幼儿园 | 2018 年 10 月 29—31 日 |
| 中部 | 济宁 | 曲阜师范大学幼儿园<br>时庄镇幼儿园 | 2018 年 10 月 15—17 日 |
| | 泰安 | 山东科技大学幼儿园<br>金贝贝幼儿园 | 2018 年 9 月 17—20 日 |
| | 济南 | 长清区实验幼儿园<br>启明星幼儿园 | 2018 年 10 月 22—25 日 |
| | 淄博 | 新东方幼儿园<br>卓越幼儿园 | 2018 年 10 月 8—11 日 |
| 西部 | 菏泽 | 郓城县大风车幼儿园<br>七彩卡酷幼儿园 | 2018 年 11 月 5—7 日 |
| | 聊城 | 金色童年幼儿园<br>实验小学幼儿园 | 2018 年 9 月 11—15 日 |

# 附录 C　三级指标动作测试方法

**幼儿基本协调能力指标**

| A 平衡能力 | B 空间定向能力 | C 肢体活动范围 | D 节奏能力 | E 肢体配合能力 | F 感知判断能力 |
|---|---|---|---|---|---|
| A1 提踵直线走 | B1 反复侧滑步 | C1 单腿坐位体前屈 | D1 快慢再现 | E1 跳方格 | F1 手反应时 |
| A2 脚跟直线走 | B2 曲线走 | | D2 顺序再现 | | |
| A3 闭目原地踏步 | B3 原地转圈变向走 | C2 肩部拉伸触碰 | D3 强弱再现 | E2 踢腿冲拳 | F2 足反应时 |
| A4 单脚站立 | B4 定向踢球 | | D4 节奏感应性 | | |

A 平衡能力

A1：提踵直线走

场地器材：平地、标志带、秒表。

测试方法：在平地上用标志带画一条长 5 米的直线，在两端各画一条起点线和终点线。幼儿站在起点线后，听到"开始"信号后抬起脚后跟用前脚掌沿直线向前行进，计时开始，跨过终点线则计时结束。以秒为单位记录，测试 2 次取最佳成绩。

A2：脚跟直线走

场地器材：平地、标志带、秒表。

测试方法：在平地上用标志带画一条长为 5 米的直线，在两端各画一条起点线和终点线，幼儿站在起点线后，信号开始后用脚后跟沿直线行走，同时计时开始，跨过终点线结束计时。以秒为单位记录，测试 2 次取最佳成绩。

A3：闭目原地踏步

场地器材：平地、秒表、标志带、节拍器。

测试方法：在平地上画一个直径为 40 厘米的圆圈，幼儿双脚并拢，闭目站在中央，信号开始后按节拍器节奏（120 步/分）原地踏步，踏步开始的同时计时，脚踩到线或出圈则计时终止。以秒为单位记录，测试 2 次取最佳成绩。

A4：单脚站立

场地器材：平地、秒表。

测试方法：幼儿双脚并拢、脚尖向前，两手叉腰准备，听到"开始"信号后用习惯支撑腿站立，另一腿屈膝抬起，脚离开地面，离地脚离地则计时开始，身体失去平衡则计时结束。以秒为单位记录，测试 2 次取最佳成绩。

B 空间定向能力

B1：反复侧滑步

场地器材：平地、秒表、标志带。

测试方法：在平地上准备 3 条宽为 1 米的平行线，受试者双脚骑跨在中线屈膝半蹲准备，听到"开始"信号后，先向右侧滑步，然后按照中线—左—中线—右—中线的顺序反复移动。每通过一条线记一次（触及或跨过），记录 20 秒内通过平行线的次数，测试 2 次取最佳成绩。

B2：曲线走

场地器材：平地、秒表、标志带。

测试方法：在场地上用 1 米的标志带在起点线后每间隔 1 米平行摆放 5 条平行线，受试者站在起点线后，听到"开始"信号后向前行进，然后向右绕过第一条标志带的右端，向左前方绕过第二条标志带的左端，然后依顺序向右、向左绕曲线行进，经过最后一条标志带到达终点，记录所用总时间。以秒为单位记录，精确到 0.1 秒，测试 2 次取最佳成绩。

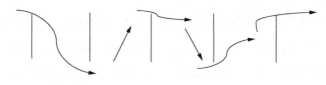

**图 1　曲线表**

B3：原地转圈变向走

场地器材：平地、秒表。

测试方法：在平地上画一条长为 5 米的直线，听到"开始"信号后，幼儿原地踏步转 3 圈后，面向前方行进，在 5 米后的终点处原地转 3 圈，再返回起点，记录 2 次的总时间。以秒为单位记录，测试 2 次取最佳成绩。

B4：定向踢球

场地器材：平地、4 号足球、皮尺。

测试方法：起点线后放一只足球，沿着踢球方向画一条相距 1 米的平行线，长 5 米，在 3 米处画一条终点线，受试者站在起点线后，用脚将球踢向指定方向的终点线。测试 10 次，记录不出界的次数。

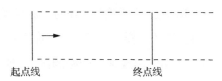

起点线　　　　　　　　　终点线

**图 2　定向踢球**

C　肢体活动范围

C1：单腿坐位体前屈

场地器材：平地、标志带、直尺。

测试方法：幼儿坐在垫子上，一条腿伸直向前，另一条腿屈膝放在一侧，首先保持膝关节伸直，上体前屈，双手并拢，掌心向下，尽量前伸，记录指尖到脚底的距离（指尖在脚底之前为负）。左右腿各测试 2 次，以厘米为单位记录最好成绩。

C2：肩部拉伸触碰

场地器材：平地、卷尺。

测试方法：幼儿身体直立，两脚并拢，双手握拳，两臂经侧平举分别从颈后和腰骶靠近，达到最大限度后，测试两拳之间的距离，每侧手臂连续测试 3 次，然后换另一侧手臂。注意在测试过程中每次动作都要一次性达到最大范围。

D　节奏能力

拍手实验——改自敲击实验、幼儿节奏能力测量表

测试器材：音乐播放器。

测试方法：根据幼儿的认知特点选取音乐节拍，让受试者保持站位或坐位，

听音乐节奏，用拍手动作展现节奏感，每一节拍重复 3 次，分别测试节奏的顺序、快慢、强弱和感应性。

测试标准：

① 节奏感应性：幼儿能够在 5 秒内对所展示的节奏做出反应，得 1 分；若没有反应，则得 0 分。测试 5 次取平均值。

② 节奏记忆：测试对节奏的顺序、快慢、强弱的记忆能力，正确一项得 1 分，每项总分为 5 分。

指导语：

小朋友，我们来玩一个拍手游戏好不好？好的，游戏规则是：跟我一起拍手，我拍什么，你拍什么，要和我拍的一样啊，我拍完，你再拍。现在我们试一下（先拍 2 下看幼儿的反应，确定幼儿明白规则后开始测试），现在我们开始玩游戏了，仔细听……

**表 1　节奏能力测试**

| 节奏记忆（1 分/节） | | | | | 节奏感应性（0/1 分） |
| --- | --- | --- | --- | --- | --- |
| 测试节拍 | 顺序 | 快慢（时值） | 强弱 | 总分 | |
| ×　×｜×　× | | | | | |
| ×　×｜×　×× | | | | | |
| ×　××｜×　× | | | | | |
| ×　×｜××　×× | | | | | |
| ×　××　×｜×　××　× | | | | | |
| 总分 | | | | | |

注：测试者拍手时要拍出强弱音，让幼儿识别。

E　肢体配合能力

E1：跳方格

场地器材：平地、秒表、标志带、卷尺。

测试方法：平地上用标志带从起点线往前画连续的边长为 30 厘米的正方形，受试者站在起点线后，并腿跳入第一个方格，同时两手往头部上方直臂击掌，然后分腿跳到第二个方格的两侧，同时两手侧平举，依次跳完 5 个方格，最后转身 180°

并腿站在终点线后，依次按顺序跳回，记录总时间。测试 2 次取最佳成绩。

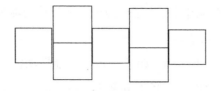

**图3　跳方格**

E2：踢腿冲拳

场地器材：平地、秒表。

测试方法：受试者踢左腿冲右拳，踢右拳冲左腿，原地交替进行，记录 30 秒内完成次数。测试 2 次取最佳成绩。

F　感知判断能力

F1：手反应时

场地器材：大于 50 厘米的直尺、桌子、椅子。

测量方法：让受试者坐在桌子的左边（用右手）或右边（用左手），手伸出桌面大约 5 厘米，大拇指与食指分开 2 厘米左右，将直尺的零标度与两手指的上缘齐平，做好捏物的准备姿势。测试者手持直尺上端，并将直尺置于受试者两手指之间。测试者先以口令"预备"提醒幼儿集中注意力，密切关注直尺的运动，当直尺下落时迅速用手指捏住。拇指上缘对应的刻度值即为测量结果。

注意事项：

① 不要让幼儿找到直尺下落的规律。

② 提醒幼儿集中注意力。

③ 幼儿注意力要集中在直尺上，不要关注测试者的手，捏住尺子后手不准移动。

④ 让幼儿在测量前练习以便熟悉方法和要求。

F2：足反应时

场地器材：直尺、桌子及平坦的墙壁。

测试方法：受试者坐在桌面上，脚跟距离墙面 5 厘米，脚前掌距离墙面约 2.5 厘米，测试者把直尺贴于墙面，并调整使直尺的 0 标度对准大脚趾上级。提醒幼儿集中注意力，当直尺下落时迅速用脚把直尺压在墙上，记录脚大拇指对应的读数（秒），测试 10 次取平均值。

动作库主要参照了国内外基本动作技能、协调能力测试及相关的研究资料建立，主要来源包括以下几个。

（1）FMS（Functional Movement Screen，功能性动作筛查）。

（2）TGMD-3、MABC-2、BOT 等常用基本技能测量工具。

（3）袁尽州，黄海. 体育测量与评价[M]. 北京：人民体育出版社，2012：114-150.

（4）GIBBONS A C. Primary measures of music audiation scores in an institutionalized elderly population[J]. Journal of music therapy, 1983, 20(1): 9-21.

（5）国家体育总局. 国民体质测定标准手册（幼儿部分）[M]. 北京：人民体育出版社，2003：8.

（6）邢文华. 奥运优秀运动员科学选材的研究（下册）[M]. 北京：北京体育大学出版社，2008：67-109.

（7）白爱宝. 幼儿发展评价手册[M]. 北京：教育科学出版社，1999：10.

# 附录 D　幼儿基本协调能力指标体系专家调查表
## （第一轮）

尊敬的专家：

您好！

我是北京体育大学体育教育训练学专业在读博士研究生，学位论文选题为"幼儿基本协调能力评价研究"，因论文研究的需要，特请您填写此调查问卷。

协调能力是一种综合表现能力，需要多种要素协同工作，幼儿基本协调能力是幼儿在基本动作技能学习过程中表现出来的身体不同器官系统在时间、空间内协同配合的综合本领，包括空间定向、节奏、平衡、反应和协同动作等结构要素。

我在前期理论研究及经验总结的基础上，初步确定了 3～6 岁幼儿基本协调能力的结构要素及每个要素的测量指标。本研究假设幼儿基本协调能力由平衡能力、节奏能力、空间定向能力、协同动作 4 个部分组成，通过测试，拟用结构方程模型的方法进行结构研究，验证假设，并提出幼儿基本协调能力结构模型。进行专家问卷调查的目的在于了解专家对本研究中的幼儿基本协调能力构成要素及每个要素测量指标的意见与建议，您的宝贵意见将为本研究提供重要的参考依据。

感谢您的指导和帮助！

指导教师：马鸿韬 教授

博 士 生：李 娜

## 一、专家基本情况

（此调查只做研究使用，请您根据个人情况，在□内画"√"，或在"_____"处填写相关信息。）

1．姓名：_____

2．职称：□正高级 □副高级 □中级 □其他_____

3．参加工作年限：_____年

4．工作单位：_____

5．最高学历：□博士研究生 □硕士研究生 □大学本科 □大学专科 □其他

6．研究方向：_____

## 二、幼儿基本协调能力指标体系专家调查表

本书通过资料分析、专家访谈并结合幼儿动作发展规律和特点，初步建立了幼儿基本协调能力结构要素体系（图1）。

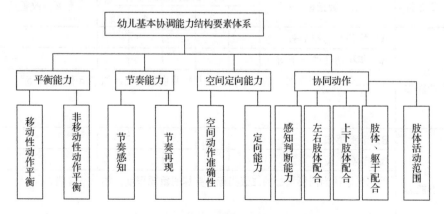

图1 幼儿基本协调能力结构要素体系

**填表说明：**本书初步拟定出的幼儿基本协调能力评价体系包括一级指标 4 个、二级指标 11 个、三级指标 43 个。对于问卷中的问题，请按照您的理解对指标做出进一步的评定（1=非常不重要，2=不太重要，3=一般重要，4=比较重要，5=非常重要），请在对应的选项处画"√"。如果您对指标有不同的意见或建议，请在相应位置进行说明，提出修改、删除或替换建议。

表 1　一级指标专家意见表

| 一级指标 | 重要程度 | | | | | 专家修改意见 |
| --- | --- | --- | --- | --- | --- | --- |
| | 1 | 2 | 3 | 4 | 5 | |
| A 平衡能力 | | | | | | |
| B 节奏能力 | | | | | | |
| C 空间定向能力 | | | | | | |
| D 协同动作 | | | | | | |

请列出您认为需要增加的一级指标，并标明重要程度，如"节奏能力，5"

请您认真阅读以下二级指标，并按重要程度（1=非常不重要，2=不太重要，3=一般重要，4=比较重要，5=非常重要）做出判断，在相应的选项处画"√"。如果您对指标有不同的意见或建议，请在相应位置进行说明，提出修改、删除或替换建议。

表 2　二级指标专家意见表

| 一级指标 | 二级指标 | 重要程度 | | | | | 专家修改意见 |
| --- | --- | --- | --- | --- | --- | --- | --- |
| | | 1 | 2 | 3 | 4 | 5 | |
| A<br>平衡能力 | A1 移动性动作平衡 | | | | | | |
| | A2 非移动性动作平衡 | | | | | | |
| | 请列出您认为需要增加的二级指标，并标明重要程度，如"节奏能力，5" | | | | | | |
| B<br>节奏能力 | B1 节奏感知 | | | | | | |
| | B2 节奏再现 | | | | | | |
| | 请列出您认为需要增加的二级指标，并标明重要程度，如"节奏能力，5" | | | | | | |

| 一级指标 | 二级指标 | 重要程度 | | | | | 专家修改意见 |
|---|---|---|---|---|---|---|---|
| | | 1 | 2 | 3 | 4 | 5 | |
| C<br>空间定向<br>能力 | C1 空间动作准确性 | | | | | | |
| | C2 定向能力 | | | | | | |
| | 请列出您认为需要增加的二级指标，并标明重要程度，如"节奏能力，5" | | | | | | |
| D<br>协同动作 | D1 感知判断能力 | | | | | | |
| | D2 左右肢体配合 | | | | | | |
| | D3 上下肢体配合 | | | | | | |
| | D4 肢体、躯干配合 | | | | | | |
| | D5 肢体活动范围 | | | | | | |
| | 请列出您认为需要增加的二级指标，并标明重要程度，如"节奏能力，5" | | | | | | |

请您认真阅读以下三级指标，并按重要程度（1=非常不重要，2=不太重要，3=一般重要，4=比较重要，5=非常重要）做出判断，在相应的选项处画"√"。如果您对指标有不同的意见或建议，请在相应位置进行说明，提出修改、删除或替换建议。

表3　三级指标专家意见表

| 二级指标 | 三级指标 | 重要程度 | | | | | 专家修改意见 |
|---|---|---|---|---|---|---|---|
| | | 1 | 2 | 3 | 4 | 5 | |
| A1<br>移动性动作<br>平衡 | A11 走平衡木 | | | | | | |
| | A12 提踵直线走 | | | | | | |
| | A13 闭目原地踏步 | | | | | | |
| | 请列出您认为需要增加的三级指标，并标明重要程度，如"节奏能力，5" | | | | | | |

| 二级指标 | 三级指标 | 重要程度 | | | | | 专家修改意见 |
| --- | --- | --- | --- | --- | --- | --- | --- |
| | | 1 | 2 | 3 | 4 | 5 | |
| A2<br>非移动性动作平衡 | A21 单脚站立 | | | | | | |
| | A22 搬腿支撑平衡 | | | | | | |
| | A23 树式 | | | | | | |
| | A24 鸟式 | | | | | | |
| | 请列出您认为需要增加的三级指标，并标明重要程度，如"节奏能力，5" | | | | | | |
| B1<br>节奏感知 | B11 感知节奏快慢 | | | | | | |
| | B12 感知节奏强弱 | | | | | | |
| | B13 节奏感应性 | | | | | | |
| | 请列出您认为需要增加的三级指标，并标明重要程度，如"节奏能力，5" | | | | | | |
| B2<br>节奏再现 | B21 快慢再现 | | | | | | |
| | B22 强弱再现 | | | | | | |
| | B23 顺序再现 | | | | | | |
| | 请列出您认为需要增加的三级指标，并标明重要程度，如"节奏能力，5" | | | | | | |
| C1<br>空间动作准确性 | C11 定向踢球 | | | | | | |
| | C12 定向投球 | | | | | | |
| | C13 接球 | | | | | | |
| | 请列出您认为需要增加的三级指标，并标明重要程度，如"节奏能力，5" | | | | | | |
| C2<br>定向能力 | C21 原地转圈变向走 | | | | | | |
| | C22 曲线走 | | | | | | |
| | C23 反复侧滑步 | | | | | | |
| | C24 侧滚翻 | | | | | | |
| | 请列出您认为需要增加的三级指标，并标明重要程度，如"节奏能力，5" | | | | | | |

| 二级指标 | 三级指标 | 重要程度 | | | | | 专家修改意见 |
|---|---|---|---|---|---|---|---|
| | | 1 | 2 | 3 | 4 | 5 | |
| D1<br>感知判断<br>能力 | D11 手反应时 | | | | | | |
| | D12 足反应时 | | | | | | |
| | D13 选择—反应—动作测验 | | | | | | |
| | 请列出您认为需要增加的三级指标，并标明重要程度，如"节奏能力，5" | | | | | | |
| D2<br>左右肢体<br>配合 | D21 原地高抬腿 | | | | | | |
| | D22 双手交替拍球 | | | | | | |
| | D23 双脚交替前点地 | | | | | | |
| | D24 左右碎步向前跑 | | | | | | |
| | D25 双手交替下劈 | | | | | | |
| | 请列出您认为需要增加的三级指标，并标明重要程度，如"节奏能力，5" | | | | | | |
| D3<br>上下肢体<br>配合 | D31 踢腿冲拳 | | | | | | |
| | D32 抬膝拍腿 | | | | | | |
| | D33 侧身抬膝 | | | | | | |
| | 请列出您认为需要增加的三级指标，并标明重要程度，如"节奏能力，5" | | | | | | |
| D4<br>肢体、躯干<br>配合 | D41 跳绳/模仿跳绳 | | | | | | |
| | D42 连续双脚跳 | | | | | | |
| | D43 跳方格 | | | | | | |
| | D44 单脚跳 | | | | | | |
| | 请列出您认为需要增加的三级指标，并标明重要程度，如"节奏能力，5" | | | | | | |
| D5<br>肢体活动<br>范围 | D51 单腿坐位体前屈 | | | | | | |
| | D52 立位转体 | | | | | | |
| | D53 俯卧背伸 | | | | | | |
| | D54 改良单腿坐位体前屈 | | | | | | |

续表

| 二级指标 | 三级指标 | 重要程度 | | | | | 专家修改意见 |
|---|---|---|---|---|---|---|---|
| | | 1 | 2 | 3 | 4 | 5 | |
| D5<br>肢体活动<br>范围 | D55 俯卧抬臂 | | | | | | |
| | D56 肩部拉伸触碰 | | | | | | |
| | D57 直腿上抬测试 | | | | | | |
| | D58 站位体前屈 | | | | | | |
| | 请列出您认为需要增加的三级指标，并标明重要程度，如"节奏能力，5" | | | | | | |

# 附录 E　幼儿基本协调能力指标体系专家调查表

## （第二轮）

尊敬的专家：

您好！非常感谢您在调查中所给予的专业性帮助，您的宝贵意见和建议为我们修订指标体系提供了依据和思路。

第一轮专家咨询结束后，本书确定幼儿基本协调能力评价指标体系 6 个一级指标、29 个二级测量指标。主要修改部分如下。

① 把稳定平衡二级指标改为静态平衡、动态平衡，侧身抬膝改为体转抬膝。

② 动态平衡增加脚跟直线走二级指标。

③ 删掉不科学、不合适的三级指标：走平衡木（与心理、前庭器官能力有关）、搬腿支撑平衡（难度大）、树式、鸟式、选择—反应—动作测验（不合理）、双手交替拍球（难度大，有技能因素）、跳绳/模仿跳绳（难度大，有技能因素）、俯卧背伸（与背肌力量有关）、俯卧抬臂（与力量有关）。

请您根据您的从业经验及专业知识，对本书所提出的 6 个一级指标对幼儿基本协调能力的影响程度做出判断，以便为本书指标的权重系数提供依据。

本问卷包括 3 个部分：第一部分为专家基本情况；第二部分为幼儿基本协调能力指标体系专家评价表；第三部分为专家权威程度量化表；第四部分为专家权

重问卷表。

再次恳请您对新修订的指标体系进行评价，并提出宝贵意见和建议。

指导教师：马鸿韬 教授

博 士 生：李　娜

## 第一部分　　专家基本情况

（此调查只做研究使用，请您根据个人情况，在□内画"√"，或在"＿＿＿"处填写相关信息。）

1. 姓名：＿＿＿＿＿＿＿

2. 职称：□正高级　□副高级　□中级　□其他＿＿＿＿

3. 参加工作年限：＿＿＿＿年

4. 工作单位：＿＿＿＿＿＿＿＿＿＿＿＿＿＿＿＿＿＿＿＿＿

5. 最高学历：□博士研究生　□硕士研究生　□大学本科 □大学专科 □其他

6. 研究方向：＿＿＿＿＿＿＿＿＿＿＿＿＿＿＿＿＿＿＿＿

## 第二部分　　幼儿基本协调能力指标体系专家评价表

填表说明：

本书初步拟定出的幼儿基本协调能力评价体系包括一级影响因素指标6个、二级测量指标29个。对于问卷中的问题，请按照您的理解对指标做出进一步的评定（1=非常不重要，2=不太重要，3=一般重要，4=比较重要，5=非常重要），请在对应的选项处画"√"。如果您对指标有不同的意见或建议，请在相应位置进行说明，提出修改、删除或替换建议。

表 1　　一级指标专家评价表

| 一级指标 | 指标重要程度 | | | | | 专家修改意见 |
|---|---|---|---|---|---|---|
| | 1 | 2 | 3 | 4 | 5 | |
| A 平衡能力 | | | | | | |
| B 节奏能力 | | | | | | |
| C 空间定向能力 | | | | | | |

续表

| 一级指标 | 指标重要程度 | | | | | 专家修改意见 |
|---|---|---|---|---|---|---|
| | 1 | 2 | 3 | 4 | 5 | |
| D 感知判断能力 | | | | | | |
| E 肢体配合能力 | | | | | | |
| F 肢体活动范围 | | | | | | |

请列出您认为需要增加的一级指标，并标明重要程度，如"节奏能力，5"

## 表 2 二级指标专家评价表

| 一级指标 | 二级指标 | | 指标重要程度 | | | | | 专家修改意见 |
|---|---|---|---|---|---|---|---|---|
| | | | 1 | 2 | 3 | 4 | 5 | |
| A 平衡能力 | A1 动态平衡 | A11 提踵直线走 | | | | | | |
| | | A12 闭目原地踏步 | | | | | | |
| | | A13 脚跟直线走 | | | | | | |
| | | 请列出您认为需要增加的三级指标，并标明重要程度，如"节奏能力，5" | | | | | | |
| | A2 静态平衡 | A21 单脚站立 | | | | | | |
| | | 请列出您认为需要增加的三级指标，并标明重要程度，如"节奏能力，5" | | | | | | |
| B 节奏能力 | B1 节奏感知 | B11 感知节奏快慢 | | | | | | |
| | | B12 感知节奏强弱 | | | | | | |
| | | B13 节奏感应性 | | | | | | |
| | | 请列出您认为需要增加的三级指标，并标明重要程度，如"节奏能力，5" | | | | | | |
| | B2 节奏再现 | B21 快慢再现 | | | | | | |
| | | B22 强弱再现 | | | | | | |
| | | B23 顺序再现 | | | | | | |
| | | 请列出您认为需要增加的三级指标，并标明重要程度，如"节奏能力，5" | | | | | | |

续表

| 一级指标 | 二级指标 | | 指标重要程度 | | | | | 专家修改意见 |
|---|---|---|---|---|---|---|---|---|
| | | | 1 | 2 | 3 | 4 | 5 | |
| **C**<br>空间定向<br>能力 | **C1**<br>空间动作<br>准确性 | C11　定向踢球 | | | | | | |
| | | C12　定向投球 | | | | | | |
| | | C13　接球 | | | | | | |
| | | 请列出您认为需要增加的三级指标，并标明重要程度，如"节奏能力，5" | | | | | | |
| | **C2**<br>定向能力 | C21　原地转圈变向走 | | | | | | |
| | | C22　曲线走 | | | | | | |
| | | C23　反复侧滑步 | | | | | | |
| | | C24　侧滚翻 | | | | | | |
| | | 请列出您认为需要增加的三级指标，并标明重要程度，如"节奏能力，5" | | | | | | |
| **D**<br>感知判断<br>能力 | D1　手反应时 | | | | | | | |
| | D2　足反应时 | | | | | | | |
| | 请列出您认为需要增加的三级指标，并标明重要程度，如"节奏能力，5" | | | | | | | |
| **E**<br>肢体配合<br>能力 | E1　原地高抬腿 | | | | | | | |
| | E2　踢腿冲拳 | | | | | | | |
| | E3　跳方格 | | | | | | | |
| | E4　双脚跳 | | | | | | | |
| | E5　单脚跳 | | | | | | | |
| | E6　体转抬膝 | | | | | | | |
| | 请列出您认为需要增加的三级指标，并标明重要程度，如"节奏能力，5" | | | | | | | |
| **F**<br>肢体活动<br>范围 | F1　单腿坐位体前屈 | | | | | | | |
| | F2　肩部拉伸触碰 | | | | | | | |
| | F3　站位体前屈 | | | | | | | |
| | F4　直腿上抬测试 | | | | | | | |
| | 请列出您认为需要增加的三级指标，并标明重要程度，如"节奏能力，5" | | | | | | | |

## 第三部分  专家权威程度量化表

填表说明：

① 指标熟悉程度表：根据您对该评价指标的熟悉程度，在相应的空格中画"√"。

② 判断依据与影响程度量化表：对指标进行判断时，通常不同程度上受以下 4 个因素的影响：理论分析、实践经验、国内外同行的了解、直觉。请填写您判断指标依据的程度（大、中、小）[①]，在对应的选项处画"√"。

### 表3  指标熟悉程度表

| 指标/评价等级 | 很熟悉 | 熟悉 | 较熟悉 | 较不熟悉 | 很不熟悉 |
|---|---|---|---|---|---|
| 平衡能力 | | | | | |
| 节奏能力 | | | | | |
| 空间定向能力 | | | | | |
| 感知判断能力 | | | | | |
| 肢体配合能力 | | | | | |
| 肢体活动范围 | | | | | |

### 表4  判断依据与影响程度量化表

| 判断依据 | 理论分析 | | | 实践经验 | | | 国内外同行的了解 | | | 直觉 | | |
|---|---|---|---|---|---|---|---|---|---|---|---|---|
| 指标/评语 | 大 | 中 | 小 | 大 | 中 | 小 | 大 | 中 | 小 | 大 | 中 | 小 |
| 平衡能力 | | | | | | | | | | | | |
| 节奏能力 | | | | | | | | | | | | |
| 空间定向能力 | | | | | | | | | | | | |
| 感知判断能力 | | | | | | | | | | | | |
| 肢体配合能力 | | | | | | | | | | | | |
| 肢体活动范围 | | | | | | | | | | | | |

---

① 判断依据的程度分为大、中、小。例如，对平衡能力指标若主要依靠实践经验，评语选"大"；依据理论分析和同行了解，评语选"中"；如果很少靠直觉，评语选"小"。

## 第四部分 专家权重问卷表

填表说明：

请对表 5 中行与列的指标进行两两比较，对行中指标相对于列中指标的相对重要性程度进行打分，以数字 1~9 表示 2 个因素的相对重要性程度，倒数表示反比较。例如，平衡能力相对于节奏能力明显重要，则以数字 5 表示；相反，节奏能力相对于平衡能力的重要性程度打分则为 1/5。请根据两两指标比较相对重要性，并按照表 6 中的评分标准进行评分。

**表 5  指标相对重要程度比较表**

| 列/行 | 平衡能力 | 节奏能力 | 空间定向能力 | 感知判断能力 | 肢体配合能力 | 肢体活动范围 |
|---|---|---|---|---|---|---|
| 平衡能力 | 1 | — | — | — | — | — |
| 节奏能力 | | 1 | — | — | — | — |
| 空间定向能力 | | | 1 | — | — | — |
| 感知判断能力 | | | | 1 | — | — |
| 肢体配合能力 | | | | | 1 | — |
| 肢体活动范围 | | | | | | 1 |

**表 6  层次分析法标度与量化**

| 标度值（$C_{ij}$） | 重要性 | 说明 |
|---|---|---|
| 1 | 同等重要 | 2 个元素相比，具有同样重要性 |
| 3 | 稍微重要 | 2 个元素相比，前者 $i$ 比后者 $j$ 稍微重要 |
| 5 | 明显重要 | 2 个元素相比，前者 $i$ 比后者 $j$ 明显重要 |
| 7 | 强烈重要 | 2 个元素相比，前者 $i$ 比后者 $j$ 强烈重要 |
| 9 | 极端重要 | 2 个元素相比，前者 $i$ 比后者 $j$ 极端重要 |
| 2，4，6，8 | | 上述相邻判断的中间值 |
| 倒数（$1/C_{ij}$） | | 若元素 $i$ 与 $j$ 的重要性之比为 $C_{ij}$，那么元素 $j$ 与 $i$ 的重要性之比为 $C_{ji} = 1/C_{ij}$ |

# 附录 F　专家对指标的重要程度评价表

| 指标 | 5分（非常重要） | | 4分（比较重要） | | 3分（一般重要） | |
| --- | --- | --- | --- | --- | --- | --- |
| | *n* | % | *n* | % | *n* | % |
| A 平衡能力 | 13 | 81.3 | 3 | 18.8 | 0 | 0 |
| B 节奏能力 | 5 | 31.3 | 8 | 50.0 | 3 | 18.8 |
| C 空间定向能力 | 7 | 43.8 | 9 | 56.3 | 0 | 0 |
| D 感知判断能力 | 7 | 43.8 | 7 | 43.8 | 2 | 12.5 |
| E 肢体配合能力 | 12 | 75.0 | 4 | 25.0 | 0 | 0 |
| F 肢体活动范围 | 3 | 18.8 | 13 | 81.3 | 0 | 0 |
| A11 提踵直线走 | 13 | 81.3 | 3 | 18.8 | 0 | 0 |
| A12 闭目原地踏步 | 9 | 56.3 | 5 | 31.3 | 2 | 12.5 |
| A13 脚跟直线走 | 7 | 43.8 | 5 | 31.3 | 4 | 25.0 |
| A21 单脚站立 | 9 | 56.3 | 5 | 31.3 | 2 | 12.5 |
| B11 感知节奏快慢 | 9 | 56.3 | 7 | 43.8 | 0 | 0 |
| B12 感知节奏强弱 | 5 | 31.3 | 11 | 68.8 | 0 | 0 |
| B13 节奏感应性 | 7 | 43.8 | 9 | 56.3 | 0 | 0 |
| B21 快慢再现 | 5 | 31.3 | 8 | 50.0 | 3 | 18.8 |
| B22 强弱再现 | 3 | 18.8 | 9 | 56.3 | 4 | 25.0 |
| B23 顺序再现 | 5 | 31.3 | 7 | 43.8 | 4 | 25.0 |
| C11 定向踢球 | 9 | 56.3 | 5 | 31.3 | 2 | 12.5 |
| C12 定向投球 | 9 | 56.3 | 7 | 43.8 | 0 | 0 |
| C13 接球 | 7 | 43.8 | 7 | 43.8 | 2 | 12.5 |
| C21 原地转圈变向走 | 11 | 68.8 | 5 | 31.3 | 0 | 0 |
| C22 曲线走 | 11 | 68.8 | 5 | 31.3 | 0 | 0 |
| C23 反复侧滑步 | 5 | 31.3 | 8 | 50.0 | 3 | 18.8 |
| C24 侧滚翻 | 2 | 12.5 | 10 | 62.5 | 4 | 25.0 |
| D1 手反应时 | 11 | 68.8 | 2 | 12.5 | 3 | 18.8 |
| D2 足反应时 | 9 | 56.3 | 4 | 25.0 | 3 | 18.8 |
| E1 原地高抬腿 | 5 | 31.3 | 9 | 56.3 | 2 | 12.5 |
| E2 踢腿冲拳 | 10 | 62.5 | 4 | 25.0 | 2 | 12.5 |

| 指标 | 5分（非常重要） | | 4分（比较重要） | | 3分（一般重要） | |
| --- | --- | --- | --- | --- | --- | --- |
| | n | % | n | % | n | % |
| E3 跳方格 | 12 | 75.0 | 2 | 12.5 | 2 | 12.5 |
| E4 双脚跳 | 6 | 37.5 | 8 | 50.0 | 2 | 12.5 |
| E5 单脚跳 | 6 | 37.5 | 10 | 62.5 | 0 | 0 |
| E6 体转抬膝 | 8 | 50.0 | 6 | 37.5 | 2 | 12.5 |
| F1 单腿坐位体前屈 | 7 | 43.8 | 4 | 25.0 | 5 | 31.3 |
| F2 肩部拉伸触碰 | 5 | 31.3 | 6 | 37.5 | 5 | 31.3 |
| F3 站位体前屈 | 3 | 18.8 | 10 | 62.5 | 3 | 18.8 |
| F4 直腿上抬测试 | 9 | 56.3 | 3 | 18.8 | 4 | 25.0 |

# 附录 G　指标的因子旋转载荷矩阵

| 指标名称 | 构成 | | | | | |
| --- | --- | --- | --- | --- | --- | --- |
| | 1 | 2 | 3 | 4 | 5 | 6 |
| 顺序再现 | 0.867 | | | | | |
| 快慢再现 | 0.828 | | | | | |
| 强弱再现 | 0.831 | | | | | |
| 节奏感应性 | 0.801 | | | | | |
| 感知节奏强弱 | 0.426 | | -0.393 | | | |
| 感知节奏快慢 | 0.379 | | | | | |
| 曲线走 | | -0.621 | | | | |
| 定向踢球 | | 0.606 | | | | |
| 原地转圈变向走 | | 0.613 | 0.450 | | | |
| 反复侧滑步 | | 0.679 | 0.187 | | | |
| 接球 | | 0.344 | | | | |
| 定向投球 | | 0.325 | | | | |
| 踢腿冲拳 | | | 0.743 | | | |
| 跳方格 | | | 0.645 | | | |
| 单脚跳 | | | 0.435 | | | |
| 双脚跳 | | | 0.423 | | | |
| 直腿上抬测试 | | | | 0.745 | | |

续表

| 指标名称 | 构成 | | | | | |
| :---: | :---: | :---: | :---: | :---: | :---: | :---: |
| | 1 | 2 | 3 | 4 | 5 | 6 |
| 肩部拉伸触碰 | | | | 0.710 | | |
| 单腿坐位体前屈 | | 0.348 | | 0.684 | | |
| 站位体前屈 | | 0.384 | −0.303 | −0.474 | | |
| 闭目原地踏步 | | | | | 0.733 | |
| 脚跟直线走 | | | | | 0.688 | |
| 提踵直线走 | | | 0.309 | | 0.539 | |
| 单脚站立 | | | | | 0.519 | |
| 手反应时 | | | | | | 0.697 |
| 足反应时 | | 0.306 | −0.357 | | | 0.582 |
| 原地高抬腿 | | | 0.549 | | | 0.599 |
| 侧滚翻 | | 0.353 | 0.472 | | | 0.484 |

# 附录 H　幼儿基本协调能力专家评价表

尊敬的专家：

　　您好！我正在进行幼儿基本协调能力评价的研究，由于您在该领域有着丰富的经验和深入的理解，因此希望在本研究中得到您的支持和理解！本研究在制定幼儿基本协调能力评价体系过程中，需要对已经构建的评价体系进行回代检验，我希望依靠您的知识和经验对幼儿协调能力发展水平进行主观判定，衷心感谢您的大力支持和帮助！

指导教师：马鸿韬 教授

博 士 生：李　娜

姓名：　　　　　职称：

| 序号 | 平衡能力 | 节奏能力 | 空间定向能力 | 感知判断能力 | 肢体配合能力 | 肢体活动范围 |
| :---: | :---: | :---: | :---: | :---: | :---: | :---: |
| 1 | | | | | | |
| 2 | | | | | | |
| 3 | | | | | | |
| 4 | | | | | | |

| 序号 | 平衡能力 | 节奏能力 | 空间定向能力 | 感知判断能力 | 肢体配合能力 | 肢体活动范围 |
| --- | --- | --- | --- | --- | --- | --- |
| 5 | | | | | | |
| 6 | | | | | | |
| 7 | | | | | | |
| 8 | | | | | | |
| 9 | | | | | | |
| 10 | | | | | | |